准妈妈和新手妈妈的必备饮食指南

从备孕到产后

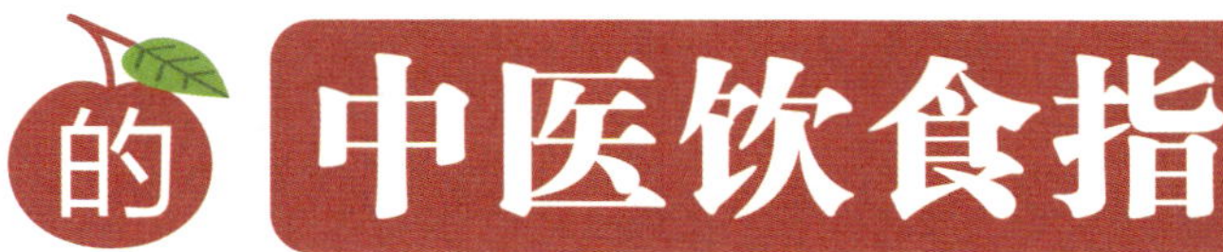

主　编◎刘　颖　梅清秀　陆　岩　毕富玺

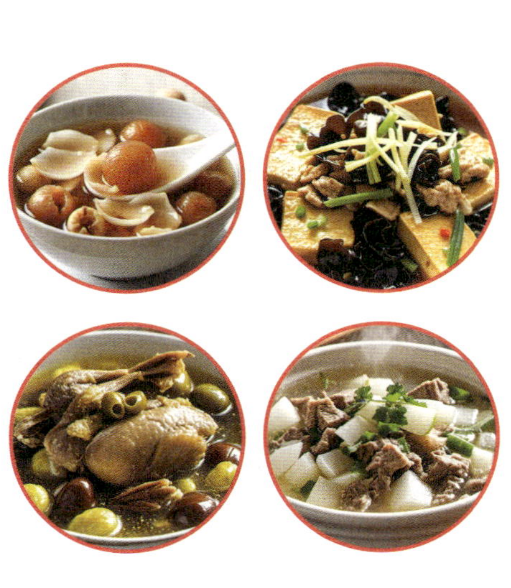

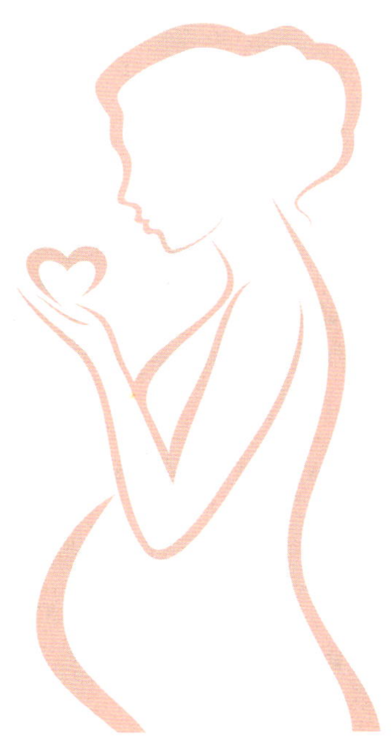

北方联合出版传媒（集团）股份有限公司
辽宁科学技术出版社

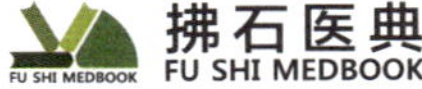

拂石医典
FU SHI MEDBOOK

图书在版编目（CIP）数据

从备孕到产后的中医饮食指南 / 刘颖等主编 . 沈阳 : 辽宁科学技术出版社，2025. 6. -- ISBN 978-7-5591-4212-2

Ⅰ. R247.1-62

中国国家版本馆 CIP 数据核字第 2025K50Z88 号

出版发行：辽宁科学技术出版社
　　　　　北京拂石医典图书有限公司
地　　址：北京海淀区车公庄西路华通大厦 B 座 15 层
联系电话：010-88581828/024-23284376
E-mail：fushimedbook@163.com
印 刷 者：天津淘质印艺科技发展有限公司
经 销 者：各地新华书店

幅面尺寸：170mm × 240mm
字　　数：225 千字　　　印　　张：17.5
出版时间：2025 年 6 月第 1 版　　　印刷时间：2025 年 6 月第 1 次印刷

责任编辑：陈　颖　刘轶然　　　责任校对：梁晓洁
封面设计：君和传媒　　　封面制作：王东坡
版式设计：君和传媒　　　责任印制：丁　艾

如有质量问题，请速与印务部联系　　联系电话：010-88581828

定　　价：79.00 元

编委会

主　编　刘　颖　梅清秀　陆　岩　毕富玺

副主编　李伯群　潘　瑜　刘美琪　庄曼丽

王　娜　蔡　宁　葛伟红　张　君

编　委　（按姓氏笔画排序）

王　娜　新疆伊犁哈萨克自治州奎屯医院

毕富玺　天津中医药大学第一附属医院

庄曼丽　广州医科大学附属第三医院

刘　颖　天津中医药大学第一附属医院

刘美琪　深圳市龙岗中心医院（深圳市第九人民医院）

李伯群　郑州大学第二附属医院

张　君　河南中医药大学

陆　岩　江西中医药大学附属医院

梅清秀　深圳市中医院

葛伟红　金华市中医医院

蔡　宁　新疆伊犁哈萨克自治州奎屯医院

潘　瑜　深圳市龙华区妇幼保健院

前言

Foreword

在快节奏的现代生活中，女性面临着前所未有的健康挑战，尤其是在备孕、孕期及产后这三个关键时期。合理的饮食不仅是维持身体健康的基础，更是保障母婴安全、促进胎儿健康发育的重要因素。本书正是在这一背景下应运而生，旨在为女性提供一套科学、系统、实用的中医饮食调理方案，帮助她们在备孕、孕期及产后三个关键阶段，通过合理的饮食调整，达到优生优育的目的。

本书的亮点与特点主要体现在以下几个方面：

一、中医理论为指导，科学严谨

本书以中医理论为基础，深入剖析了女性在不同生理阶段的体质特点与营养需求，结合现代营养学的研究成果，提出了针对性的饮食调理方案。从备孕期的“天人合一”到产后的“气血双补”，每一个章节都紧密围绕中医理论展开，确保调理方案的科学性与有效性。

二、四季食谱，贴心实用

考虑到季节变化对人体健康的影响，本书特别设计了四季食谱，针对每个季节的特点，精选了适合备孕、孕期及产后女性食用的食材与菜肴。无论是春季的清爽蔬菜，夏季的解暑水果，秋季的滋补佳品，还是冬季的温热食物，都能在本书中找到详尽的食谱与制作方法，让女性在不同季节都能享受到美味与健康的双重滋养。

三、体质辨识，个性化调理

每个人的体质都是独一无二的，本书特别设置了体质辨识章节，帮助女性了解自己的体质类型，从而选择更加适合自己的饮食调理方案。无论是平和质、阴虚质，还是阳虚质、痰湿质，都能在本书中找到针对性的饮食建议，实现个性化的健康调理。

四、药食同源，自然养生

本书强调“药食同源’”的理念，将中药材与日常食材巧妙结合，既保留了食物的美味，又发挥了药材的养生功效。通过简单的烹饪方法，女性就能在家中轻松制作出既美味又养生的佳肴，实现自然养生的目标。

在这个信息爆炸的时代，选择一本真正适合自己的健康书籍并不容易。本书以其独特的中医视角、科学的饮食调理方案、贴心的四季食谱以及个性化的体质辨识，将成为女性健康路上的得力助手。无论是备孕期的期待，孕期的小心翼翼，还是产后的恢复与调理，本书都将陪伴女性度过每一个重要时刻，为她们的健康与幸福保驾护航。

最后，衷心感谢易智慧女士对本书的大力支持。从采买食材、到用心烹制并拍摄，让传统食疗跃然眼前。您的专业与热忱不仅传递了中医智慧，更让健康饮食变得生动可感。这份无私分享令人敬佩，感恩遇见！

目录

Contents

第3篇 孕期篇

第4篇 产后篇

第 1 篇

饮食调理的中医理论基础

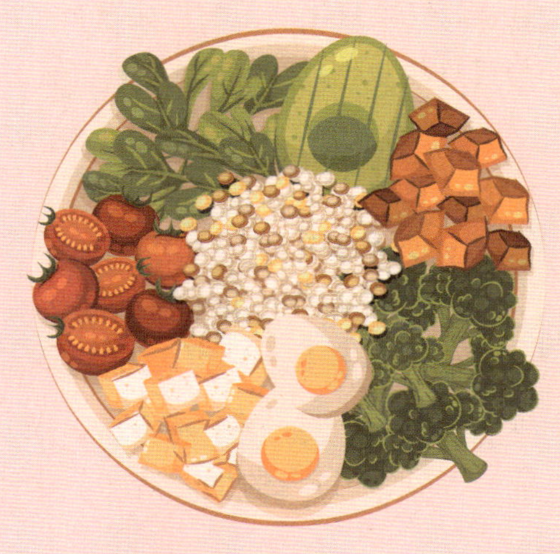

第一章 天人合一

“天人合一”是中国古典哲学的核心观念之一，也是中医理论的重要基石。这一思想强调人与自然的和谐共生，认为人体与自然环境之间存在着密切的联系。

一、基本含义

“天人合一”的内涵可以从以下两方面来理解：

1. 天人一致

宇宙自然是大天地，人则是一个小天地。在很多方面，人体的构造和自然界有相似之处。例如，中医认为，人体内的五脏六腑与自然界中的五行元素（金、木、水、火、土）相对应，体现了人与自然的内在联系。

2. 天人相应

人和自然在本质上是相通的，人的生命活动主要受到大自然季节、昼夜、气候变化的影响。如《黄帝内经·灵枢》所说：“人与天地相参也，与日月相应也。”因此，人与自然必须保持和谐才能健康。

二、在中医中的体现

1. 天人同气

中医认为，人的生命活动依赖于天地之气。正如《黄帝内经·宝命全形论》所言：“人生于地，悬命于天，天地合气，命之曰人。”天食人以五气（风、寒、暑、湿、燥），地食人以五味（酸、苦、甘、辛、咸），从而维持人的生命活动。这种观念体现了人与自然环境的相互依存关系。

2. 天人同构

中医认为，人体的构造与自然界有相似之处。例如，《灵枢·邪客》中提到：“天圆地方，人头圆足方以应之。天有日月，人有两目。地有九州，人有九窍。”这种观念反映了中医对人体与自然界结构相似性的深刻认识。

3. 天人同律

自然界的种种变化，如季节更替、昼夜变化、地域差异等，都会直接或间接地影响人体。中医将人体视为一个动态平衡的系统，强调人体内部阴阳平衡的重要性。当自然环境发生变化时，人体也会通过自我调节来适应这些变化，保持内环境的稳定。

三、在中医实践中的应用

1. 阴阳五行学说

中医运用阴阳五行学说来解释人体与自然环境的相应关系。阴阳学说认为，自然界中的一切事物都可以分为阴阳两个方面，而人体内部也存在着阴阳的对立统一。五行学说则将自然界的五种基本物质（金、木、水、火、土）与人体五脏（肺、肝、肾、心、脾）相联系，认为它们之间存在着相生相克的关系。这种理论框架为中医理解人体与自然环境的关系提供了基础。

2. 四时养生

中医强调养生要顺应四时变化。《黄帝内经·四气调神大论》中提到：“春三月，此谓发陈，天地俱生，万物以荣，夜卧早起，广步于庭，被发缓形，以使志生……冬三月，此谓闭藏，水冰地坼，无扰乎阳，早卧晚起，必待日光，使志若伏若匿，若有私意，若已有得，去寒就温，无泄皮肤，使气亟夺，此冬气之应，养藏之道也。”春季应养肝，夏季应养心，秋季应养肺，冬季应养肾。通过调整饮食、起居、运动等方面，使人体与自然环境保持协调一致，从而达到养生的目的。

3. 生活习惯

中医提倡人们要养成良好的生活习惯，如规律作息、合理膳食、适度运动等。这些习惯有助于人体保持内环境的稳定，增强抵抗力，预防疾病的发生。例如，《黄帝内经·素问》中提到："食饮有节，起居有常，不妄作劳，故能形与神俱，而尽终其天年，度百岁乃去。"

4. 整体观念

中医认为人体是一个以五脏为中心，通过经络系统联系起来的有机整体。各个脏腑器官之间相互依存、相互制约，共同维持人体的正常生命活动。在分析疾病的病因病机时，中医注重从整体出发，考虑局部病变对整体的影响。同时，在治疗时也主张通过整体调治来恢复局部的平衡状态。例如，中医在治疗头痛时，不仅关注头部本身的问题，还会考虑是否与肝阳上亢、气血不足等因素有关。

5. 诊断与治疗

中医在诊断疾病时，通过观察患者的面色、舌苔、脉象等外在表现，结合四诊（望、闻、问、切）的方法，综合分析患者的整体状况，从而做出准确的诊断。在治疗疾病时，中医注重辨证施治，根据患者的具体情况制定个性化的治疗方案。通过中药、针灸、推拿等多种治疗手段，调整人体的阴阳平衡和脏腑功能，达到治愈疾病的目的。例如，对于失眠患者，中医可能会采用针灸、中药调理等方法来改善睡眠质量，同时关注患者的心理状态和生活习惯，以达到综合治疗的效果。

四、天人合一指导女性从备孕、怀孕到生产

在女性从备孕到孕育、生产的过程中，中医天人合一理论同样发挥着重要的指导作用。本文将结合中医天人合一理论，为女性提供一条从备孕到生产的智慧之路。

（一）备孕期

1. 调整作息，顺应自然

在备孕期间，女性应遵循自然规律，调整作息，保证充足的睡眠和休息。中医认为，夜晚是阴气最盛的时候，此时应顺应自然，保证充足的睡眠，以养阴气。同时，白天应适当活动，接受阳光照射，以养阳气。阴阳平衡是中医养生的基础，也是备孕的关键。

2. 合理膳食，调养身体

中医认为，食物具有四气五味，与人体脏腑经络有着密切的关系。在备孕期，女性应根据自身体质和季节变化，选择适宜的食物进行调养。例如，春季应多吃绿叶蔬菜和新鲜水果，以养肝明目；夏季应多吃西瓜、绿豆等清热解暑的食物，以养心安神。同时，应避免食用过多寒凉、油腻、辛辣等刺激性食物，以免损伤脾胃，影响受孕。

3. 调节情绪，保持愉悦

中医认为，情绪与脏腑功能密切相关。在备孕期，女性应保持愉悦的心情，避免过度焦虑、紧张等负面情绪的影响。可以通过听音乐、阅读、练瑜伽等方式来放松身心，调节情绪。同时，家庭成员也应给予女性足够的关爱和支持，共同营造一个温馨、和谐的家庭氛围。

（二）孕期

1. 顺应季节，调整饮食

孕期女性应根据季节变化调整饮食，以适应自然环境的变化。例如，春季应多吃绿叶蔬菜和新鲜水果，以补充维生素和矿物质；夏季应多喝水和清淡的汤品，以清热解暑；秋季应多吃梨、百合等润肺生津的食物；冬季应适量吃一些羊肉、牛肉等温补食物，以抵御寒冷。

2. 适度运动，增强体质

孕期女性应适度运动，如散步、瑜伽等，以增强体质，提高免疫力。运动时应避免剧烈运动和过度劳累，以免对胎儿造成不良影响。同时，运动时应选择空气新鲜、环境优美的场所，以呼吸新鲜空气，享受自然之美。

3. 调节情绪，保持平和

孕期女性应保持平和的心态，避免过度担忧和焦虑。可以通过与家人、朋友交流，参加孕妇学校等方式来缓解情绪压力。同时，家庭成员也应给予孕妇足够的关爱和支持，共同关注胎儿的健康成长。

（三）生产期

1. 顺应自然分娩过程

中医认为，自然分娩是顺应自然规律的过程。在生产期间，女性应放松身心，配合医生的指导，顺利完成分娩过程。在分娩过程中，女性应避免过度用力或憋气等行为，以免对胎儿和自身造成不良影响。

2. 产后调养，恢复元气

中医认为，产后是女性身体恢复的关键时期。在产后调养过程中，女性应遵循中医的整体观念和辨证施治原则，根据自身体质和产后恢复情况，选择适宜的调养方法。例如，可以通过中药调理、针灸、推拿等方式来促进子宫收缩、排除恶露、恢复元气。同时，产后女性也应注意休息和保暖，避免过度劳累和受凉。

3. 母乳喂养，促进母子健康

中医认为，母乳是婴儿最理想的食品。在产后，女性应积极进行母乳喂养，以促进母子之间的情感交流和身体健康。同时，母乳喂养也有助于女性子宫收缩和恢复元气。在母乳喂养过程中，女性应注意饮食营养和乳房护理等方面的问题。

第二章 阴阳学说

阴阳，这一深邃而又质朴的概念，源自中国古代文明对自然界奥秘的深刻洞察。它不仅揭示了自然规律背后那股推动万物发展变化的根本力量，更是构筑了中华文明逻辑思维体系的坚固基石。《黄帝内经·阴阳应象大论篇》中提到“阴阳者，天地之道也，万物之纲纪，变化之父母，生杀之本始，神明之府也。治病必求于本。”意思是：“阴阳是天地的运行规律，是万物生长的纲领，是变化产生的根源，是生命与死亡的起始，也是精神活动的所在。治疗疾病时，必须追求其根本。”这个根本就是——阴阳。由此可见，阴阳不仅是治疗疾病的关键，同样也是养生保健的核心理念。

阴阳的概念虽然听起来玄之又玄，但实际上却朴素简单，恰如《道德经》所言：“有无相生，难易相成，长短相形，高下相倾。”即有与无相互生成，难与易相互成就，长与短相互比较，高与下相互倾斜。阴阳，本质上就是一对相对的概念，它们相互依存，相互对立，共同构成了宇宙间万事万物的本质属性。

在中医的理论体系中，天被视为阳，地则视为阴。阳代表着动态、活跃、无形的能量，而阴则象征着静态、稳定、有形的物质。在这一总体框架下，我们可以将世间万物都按照阴阳的属性进行归类。

以水火为例，中医形象地认为“水为阴，火为阳”。水性寒凉且向下流动，火性炽热且向上燃烧。水的静态与火的动态，水的寒冷与火的炎热，如此对比鲜明，使得水火成为阴阳最直观的象征。通过水火这一对阴阳的代表，我们可以进一步理解万事万物的阴阳属性。

再来看四季的更迭，春夏季节温暖明媚，属阳；秋冬季节寒冷萧瑟，属阴，而在一天之中，白天阳光普照，为阳；夜晚月光如水，为阴。在阴阳的分类体系中，每一个大类下还可以进行更细致的划分。比如春季虽然整体属阳，但相对于夏季的热烈，它又是阳中之阴；夏季则是阳中之阳，阳光最为炽烈。同样地，在一天之中，从日出到日中，阳光逐渐增强，是阳中之阳；而从日中到日落，阳光逐渐减弱，则是阳中之阴。

我们日常所吃的食物也可以按照阴阳来划分。食物作为有形的物质，总体上属于阴。但具体到每一种食物，又可以根据其味道的厚薄来进一步区分阴阳。味道厚重的食物，如油腻、辛辣之品，属于阴中之阴；而味道清淡的食物，如蔬菜、水果等，则属于阴中之阳。

阴阳既是对立的两面，又是统一的整体，它们相互依存，不可分割。中医中有“阴阳互根”的说法，即阴是阳的基础，阳是阴的表现。《黄帝内经》中提到：“阴在内，是阳的守护；阳在外，是阴的使者。”阴阳必须保持平衡和统一，才能正常发挥作用。如果阴阳失衡，就会出现“孤阴不生，孤阳不长”的情况，导致身体出现各种问题。

中医强调运动变化是生命活动的根本特征，阴阳的消长变化是中医认识自然和人体生命活动的重要出发点。阴阳双方不是静止不变的，而是处于不断地运动变化之中。在人体生理活动中，各种功能活动的产生需要消耗营养物质，这是“阳长阴消”的过程；而营养物质的化生又需要消耗能量，这是“阳消阴长”的过程。

阴阳双方在消长的过程中必须保持相对的平衡，人体才能维持正常的生理状态。《黄帝内经·阴阳应象大论》指出：“阳胜则阴病，阴胜则阳病。”只有当人体的阴阳保持平衡时，才能健康生活；否则，就容易引发疾病。

中医认为，疾病的发生和发展归根结底是阴阳失调的结果。因此，治疗疾病的基本原则就是调整阴阳，促使阴阳恢复平衡状态。中医用药的精髓就在于利用药物的偏性来纠正人体的偏性，从而达到阴阳平衡的目的。同样地，饮食调理也应该遵循这一原则，通过选择具有特定偏性的食材来调节身体，以期达到阴阳平衡的目标。

在阴阳消长的过程中，当事物发展到一定程度，超越了阴阳正常消长的范围时，就会向相反的方向转化。这就是所谓的“重阴必阳，重阳必阴”“寒极生热，热极生寒”。这一规律揭示了阴阳相互转化的奥秘，也是中医理论中关于疾病转化和治疗的重要依据。

综上所述，阴阳作为中国古代哲学的基本范畴之一，在易学哲学体系中占据着至高无上的地位。它不仅是中国古代哲学中许多重要概念、范畴和命题的基础，更是被赋予了揭示事物性质及其变化根本法则的意义。在中医理论中，阴阳的概念被广泛应用，阴阳学说成为理解人体生理病理、指导疾病治疗和养生保健的重要工具。

第三章 五行学说

中医五行学说中的相生相克理论是一种阐述事物之间相互依存和制约关系的哲学观念。它将自然界和人体内的各种事物和现象归纳为木、火、土、金、水五种基本元素，并通过这些元素之间的相生相克关系来解释它们的相互作用。

相生关系指的是一种元素对另一种元素具有滋养、促进的作用。具体来说，木生火，即木元素可以生热，使火元素旺盛；火生土，即火元素燃烧后化为灰烬，归于土元素；土生金，即金属矿石蕴藏在土中，土元素能生金元素；金生水，即金属在寒冷环境下会凝结水珠，金元素能生水元素；水生木，即水元素能滋养植物，使木元素生长。

相克关系则是指一种元素对另一种元素具有抑制、制约的作用。具体来说，木克土，即树木的根系可以穿透土壤，制约土元素；土克水，即土壤可以筑成堤坝阻挡水流，制约水元素；水克火，即水元素可以熄灭火元素；火克金，即火元素可以熔化金属，制约金元素；金克木，即金属工具可以砍伐树木，制约木元素。

中医五行学说中的相生相克理论不仅用于解释自然界的现象，还广泛应用于人体生理和病理的阐述。在人体中，五脏（心、肝、脾、肺、肾）与五行元素相关联，它们之间的相生相克关系反映了人体内脏之间的相互作用和平衡。比如心属火，象征着生命的活力；肝属木，代表着生长与修复的力量；脾属土，承载着滋养与稳定的职责；肺属金，掌控着呼吸与气机的交换；肾属水，负责着排泄与调节体液平衡。

根据五行元素之间相生相克的原理，人体五脏之间也形成了一种微妙的相互关联与制约的关系。心火生脾土，意味着心脏的活力能够促进脾胃的消化功能；脾土生肺金，表示脾胃的稳定滋养能够增强肺部的功能；肺金生肾水，象征着肺部的呼吸作用有助于肾脏的代谢活动；肾水生肝木，说明肾脏的调节功能对肝脏的疏泄有着重要影响；而肝木又能够调节心火，保持心脏的稳定运行。这种五脏之间的相互关联与制约，共同维持着人体的生命活动，确保了身体的健康与平衡。通过调整五脏的功能状态，可以达到维护人体健康的目的。总的来说，中医五行学说中的相生相克理论是一种深奥而精妙的哲学观念。它揭示了事物之间的相互依存和制约关系，为中医理论和临床实践提供了重要的指导思想。

中医五行学说中的相生相克理论，这一阐述事物间相互依存与制约关系的哲学观念，同样深深植根于我们的日常饮食之中。在正常的饮食习惯里，我们可以观察到五行元素之间的相生相克关系是如何微妙地影响着我们的健康。

比如，木元素代表的生长之力，在饮食中体现为各种新鲜蔬菜，它们富含的维生素和纤维有助于促进消化，从而“生火”——提高身体的新陈代谢率，而火元素，则对应着食物中的温热性质，如姜、蒜等，能温暖身体，促进“土”——即脾胃的运化功能，帮助我们吸收营养。土元素则关联着粮食和根茎类食物，它们为我们提供稳定的能量，有助于“生金”——即增强肺部的呼吸功能和皮肤的健康。金元素在饮食中表现为白色食物如萝卜、梨等，它们能润肺生津，“生水”——即滋养肾脏和调节体液平衡，而水元素则对应着汤粥等液态食物，它们既能滋润身体，又能“生木”——为肝脏提供养分，促进排毒。

然而，在孕产妇的饮食营养方面，五行相生相克理论的运用则显得更为精细和重要。孕产妇的身体经历了巨大的变化，需要更加精细地平衡五行元素。比如，木元素的蔬菜虽然有助于消化，但过于生冷的蔬菜可能“克土”——影响脾胃的运化，因此孕产妇需要选择烹饪得当的蔬菜。火元素的食物能温暖身体，但过量可能“克金”——导致肺热或皮肤干燥，所以温热性质的调料应适量使用。土元素的粮食是能量的来源，但过多淀粉类食物的摄入可能“克水”——影响肾脏功能，孕产妇应注意控制主食的分量。金元素的食物能润肺，但某些白色食物可能“克木”——影响肝脏的疏泄功能，选择时应考虑个体差异。水元素的汤粥能滋养身体，但过多液体摄入可能“克火”——减弱心脏功能，因此孕产妇的饮水量也需要科学控制（具体内容见后文）。

中医的五味理论，则是将食物和药物的味道划分为酸、苦、甘、辛、咸五种。这五种味道不仅仅是口感上的描述，更重要的是它们对人体具有不同的作用。酸味能收、能涩，有收敛固涩的作用；苦味能泄、能燥、能坚，有清泄火热、泄降气逆、通调大便、燥湿、坚阴等作用；甘味能补、能和、能缓，有补益、和中、调和药性和缓急止痛的作用；辛味能散、能行，有发散解表、行气行血的作用；咸味能下、能软，有泻下通便、软坚散结的作用。

五行学说还与中医的五味理论密切相关。五味即酸、苦、甘、辛、咸，它们分别对应五行中的木、火、土、金、水。中医认为，五味对五脏有着滋养的作用，但过食某一味则会对相应的脏腑造成损伤。因此，中医提倡饮食均衡，避免偏食偏味，以保持身体的健康状态。具体来说，酸味对应五行中的木，与肝相应；苦味对应火，与心相应；甘味对应土，与脾相应；辛味对应金，与肺相应；咸味对应水，与肾相应。中医认为，适量摄取五味可以滋养对应的五脏，但过量则会对相应脏腑造成损伤。例如，过量食用酸味食物可能会导致肝气过旺，从而影响脾胃功能。

因此，中医强调饮食均衡的重要性，避免偏食偏味。通过合理搭配五味食物，可以调和五脏，保持身体的阴阳平衡和健康状态。这种平衡观念不仅体现了中医的整体思维，也是中医养生的重要原则之一。

在中医的五行学说中，饮食调养是与人体健康息息相关的重要环节。特别是对于孕产妇这类特殊人群，合理的饮食搭配不仅关乎母体的健康，还直接影响到胎儿的发育和成长。

孕产妇在饮食上应遵循五行平衡的原则，即根据木、火、土、金、水五行的特性来选择食物。木行食物多以绿色蔬菜、水果为主，如菠菜、芹菜、猕猴桃等，它们富含叶酸和维生素，有助于胎儿神经系统的发育。火行食物则包括红豆、红枣、桂圆等，这些食物能温补身体，促进血液循环，对体虚的孕产妇有很好的调理作用。

土行食物主要是五谷杂粮，如大米、小米、黄豆等，它们能提供丰富的碳水化合物和蛋白质，是孕产妇日常饮食的基础。金行食物则以白色食材为主，如白萝卜、银耳、百合等，这些食物有润肺滋阴的功效，对缓解孕期咳嗽、喉咙干燥等症状有帮助。水行食物则包括黑豆、黑芝麻、海带等，它们能够滋养肾脏，帮助孕产妇排毒养颜。

针对孕产妇的特殊情况，中医还建议适量增加对富含钙质的食物的摄入，如牛奶、小鱼干等，以补充孕期和哺乳期对钙质的大量需求。同时，保持饮食清淡，避免过多摄入高盐、高脂、高糖的食物，以预防孕期高血压、糖尿病等并发症的发生。通过合理搭配五行食物，孕产妇可以保持身体健康，为胎儿提供良好的营养。

总的来说，五行学说在中医理论中占据着举足轻重的地位。它不仅是中医认识世界和生命运动的重要工具，也是指导中医临床实践的理论基础之一。通过深入理解和运用五行学说，中医能够更好地把握人体的生理病理规律，为人类的健康事业作出更大的贡献。

第四章 四气调神大论

《黄帝内经》中的四气调神理论是一种强调顺应四季气候变化来调摄精神、保持身体健康的理论。这一理论在《黄帝内经·素问》中得到了详细的阐述。

1. 顺应四时气候

四气指的是春夏秋冬四季的气候特点，即春温、夏热、秋凉、冬寒。人体应顺应这些气候特点来调整自己的生活方式和精神状态。

2. 调神养生

调神指的是调整精神情志。四季变化不仅影响人的身体，也影响人的精神状态。因此，要根据四季的特点来调整自己的情志，以保持身心健康。例如，春天应保持心情舒畅，精神活泼；夏天应使精神焕发；秋天应使神气内敛；冬天应让意志潜藏。

3. 养生原则

根据四气调神理论，春夏季节应顺应生长的特点，调养体内的阳气；秋冬季节则应顺应收藏的特点，注意回避肃杀和严寒的气候，调养体内的阴气。通过顺应四季的阴阳变化，可以保持身体的生机不竭，防止疾病的发生。

4. 预防思想

四气调神理论还体现了《内经》的预防保健思想。它强调在疾病发生之前进行预防，通过顺应四季气候和调整精神情志来增强身体的抵抗力，从而达到防病养生的目的。

“四气调神”理论强调顺应自然四季变化调养身心，对孕产妇的饮食营养指导尤为重要。本文将结合《黄帝内经》的“四气调神”理论，探讨孕产妇在不同季节的饮食营养建议，以期帮助准妈妈们科学合理地安排饮食，保障母婴健康。

一、春季饮食营养指导

春季是万物复苏、生机勃发的季节，按照《黄帝内经》的“春三月，此谓发陈”之说，此时应顺应自然界的生发之气，调养身心。对于孕产妇而言，春季饮食应注重以下几点：

1. 疏肝理气

春季肝气旺盛，孕妇宜食用具有疏肝理气作用的食物，如糯米、红枣、山药等。这些食物不仅能帮助调节肝气，还能健脾养血，为胎儿提供充足的营养。

2. 增加蛋白质摄入

孕妇每天需要大约 70g 蛋白质以支持胎儿的生长与发育。春季可以适量增加鱼类、禽肉、豆类等优质蛋白质的摄入。

3. 多吃新鲜蔬果

春季蔬果丰富，孕妇应多吃新鲜蔬菜和水果，以补充维生素和矿物质，同时促进肠胃蠕动，预防便秘。

二、夏季饮食营养指导

夏季是万物繁茂的季节，根据《黄帝内经》“夏三月，此谓蕃秀”的理论，夏季养生应注重养心清热，保持心情愉悦。孕产妇在夏季的饮食营养应注意以下几点：

1. 清淡饮食

夏季气温高，孕妇易出汗，应选择清淡易消化的食物，避免油腻重口味的食物，以减轻肠胃负担。

2. 补充水分和电解质

孕妇在夏季应多喝水，以补充因出汗而流失的水分和电解质。同时，可以适量饮用绿豆汤、西瓜汁等清凉饮品，以解暑降温。

3. 适量补充矿物质和维生素

夏季蔬果丰富，孕妇应多吃富含钾、镁等矿物质和维生素的食物，如香蕉、草莓、菠菜等，以维持体内电解质平衡。

三、秋季饮食营养指导

秋季是收获的季节，根据《黄帝内经》“秋三月，此谓容平”的理论，秋季养生应注重收敛神气，保持平和心态。孕产妇在秋季的饮食营养应注意以下几点：

1. 润肺养阴

秋季干燥，孕妇易患呼吸道疾病，应多吃具有润肺养阴作用的食物，如梨、百合、银耳等。

2. 增加膳食纤维摄入

秋季是果蔬丰收的季节，孕妇应多吃富含膳食纤维的食物，如芹菜、菠菜等，以促进肠胃蠕动，预防便秘。

3. 适量补充铁质

秋季孕妇易出现贫血症状，应适量增加铁质的摄入，如瘦肉、动物肝脏等，以预防缺铁性贫血。

四、冬季饮食营养指导

冬季是万物闭藏的季节，根据《黄帝内经》“冬三月，此谓闭藏”的理论，冬季养生应注重养精蓄锐，保持身体温暖。孕产妇在冬季的饮食营养应注意以下几点：

1. 增加热量摄入

冬季气温低，孕妇应适量增加热量摄入，以维持体温和满足胎儿生长发育的需要。可以多吃富含优质蛋白质的食物，如牛肉、羊肉等。

2. 补充钙质和维生素 D

冬季日照时间短，孕妇易缺钙和维生素 D。应多吃富含钙质的食物，如牛奶、豆制品等，并适当补充维生素 D 以促进钙的吸收。

3. 注意保暖

冬季孕妇应注意保暖，避免受寒感冒。同时，应保持室内空气流通，以减少呼吸道疾病的发生。

《黄帝内经》的“四气调神”理论为孕产妇的饮食营养提供了宝贵的指导。在不同季节，孕产妇应根据自然界的变化调整饮食，以顺应自然规律，达到养生的目的。春季疏肝理气、夏季清淡饮食、秋季润肺养阴、冬季增加热量摄入，这些饮食原则不仅有助于孕妇自身的健康，还能为胎儿提供充足的营养支持。同时，孕妇还应注意保持心情愉悦、适量运动、定期产检等，以确保母婴平安健康。

通过遵循《黄帝内经》的养生智慧，孕产妇可以在享受美味的同时，为胎儿创造一个良好的生长环境，迎接新生命的到来。

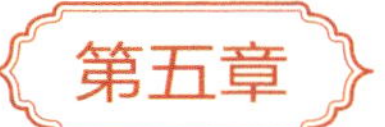

第五章 看看您是什么体质

一、中医辨识体质的理论基础

1. 体质的定义

中医体质，也称为中医体质辨识。它指的是个体在生理、心理和病理方面的特点和表现，是中医学对人体整体功能状态的综合判断和分类。中医体质理论认为每个人都有自己独特的体质类型，不同的体质类型对疾病的易感性和治疗反应会有所不同。

2. 体质的构成

体质由形态结构、生理功能和心理状态三个方面构成。形态结构主要包括形体之肥瘦高矮，皮肉之厚薄坚松，肤色之黑白苍嫩等。生理功能则是脏腑经络及精气血津液功能的体现，诸如心率、心律、呼吸、语言、食欲、口味、体温、二便、生殖机能、月经、睡眠、视听觉、触嗅觉等，均是体质生理功能的反映。心理特征则属中医学“神”的范畴，主要表现在人格、气质、性格等方面。

3. 体质的特点

体质具有先天遗传性、后天可调性、相对稳定性、形神一体性、差异多样性等特点。先天遗传是体质形成发展的基础，但体质受后天影响可逐渐调整；体质相对稳定，连续可测，但受年龄、环境刺激也可动态改变；体质形神一体，受地域、文化影响，具有群体趋同特点；体质有差异多样的特点。

二、中医辨识体质的方法

中医进行体质辨识，主要涵盖九种基本类型，通过望、闻、问、切四诊法辨别体质：

1. 望诊

观察患者的外貌、肤色、舌苔等。例如，气虚质的人常表现为面色苍白或萎黄，舌淡胖大，边有齿痕；而阳虚质的人则多表现为面色㿠白，舌淡胖嫩，苔薄白。

具体可以从以下几个方面入手：

• 观察生理特征：包括观察肤色、体型、舌质、脉象等。例如，肤色若偏红，可能是热质体质；若肤色苍白，可能是寒质体质。体型瘦小、易疲劳可能是气虚体质；体型肥胖、易出汗可能是湿热体质。

• 观察心理特征：包括观察情绪、性格等。例如，容易急躁、易烦躁等可能是肝气郁结体质；性格内向、不善交际可能是阴虚体质。

• 观察生活习惯：包括观察饮食、睡眠、运动等习惯。例如，喜欢吃辛辣食物可能是寒质体质；喜欢吃甜食可能是痰湿体质。睡眠不足可能是血虚体质；运动量大可能是阳虚体质。

2. 闻诊

通过听声音和闻气味来了解患者的情况。例如，气虚质患者的声音低弱无力；而湿热质患者则可能有口臭。

3. 问诊

询问患者的生活习惯、饮食偏好、情绪状态等。比如，阴虚质者常喜冷饮，怕热，易烦躁；痰湿质者喜欢甜腻食物，容易困倦嗜睡。

4. 切诊

通过脉诊和按压了解身体内部状况。比如，血瘀质者的脉象多为涩脉，按压皮肤时容易出现瘀斑；阳虚质者则多为沉迟无力脉。

• 使用体质辨识量表：中医体质辨识量表是中医体质辨识的一种标准化工具，它可以帮助个体更准确地了解自己的体质类型。量表一般为选择题形式，包含 60 道题左右，涉及个体的生理、心理、生活习惯等方面。使用者根据自身情况进行填写完毕后即可获知自身体质类型。但需要注意的是，体质辨识量表的结果在必要时候仍需要专业中医医生进行判断，尤其是出现几种体质同时存在的情况。

三、体质辨识的意义

从健康到亚健康再到疾病，体质因素的影响不可忽视，各种体质偏颇是疾病发生失调的内在依据。不同体质者在生理特性的表现、疾病易感性与发展上均有所不同。个体体质的特殊性，往往导致机体对某种致病因子的易感性。由于脏腑组织有坚脆刚柔的不同，故不同体质的人对疾病的反应也不一样，发病情况也有差别。现代学者的研究也证实了体质对某些致病因子确实具有易感性。因此，针对体质情况的不同进行个性诊疗、保健是很有必要的。

四、九种体质类型

中医理论将人的体质分为九种基本类型，每种体质都有其独特的特点和平衡点，调理方式也不同。了解自己的体质，有助于选择适宜的饮食、运动和生活方式，提升健康水平。以下是对中医理论辨别人体质的详细解释：

1. 平和体质

（1）特点

阴阳气血调和，体态适中、面色红润、精力充沛等为主要特征。

常见表现有面色、肤色润泽，头发稠密有光泽，目光有神、鼻色明润、嗅觉通利、唇色红润、不易疲劳、精力充沛、耐受寒热、睡眠良好、胃纳佳、二便正常。

（2）形体特征

体形匀称健壮。

（3）心理特征

性格随和开朗。

（4）发病倾向

平素患病较少。

（5）对外界环境的适应能力

对自然环境和社会环境的适应能力较强。

（6）调理方式

合理搭配膳食结构，多吃五谷杂粮、蔬菜瓜果。保持规律作息，不要过度劳累，保持充足的睡眠，劳逸结合。保持心态平和，年轻人可适当跑步打球，老年人可适当散步、打太极拳等。

（7）饮食调节

• 均衡饮食：保持五谷杂粮、蔬菜、水果、肉类、豆类等食物的均衡摄入，避免偏食。

• 适量进食：每餐不宜过饱，七八分饱为宜，选择清淡、易消化的食物，避免过于油腻和重口味的食物，以免加重胃肠负担。避免暴饮暴食。

• 温和食物：选择性质平和的食物，如大米、小米、玉米、白菜、菠菜、苹果、梨等。

• 适量补充：适量增加富含蛋白质、铁、钙等营养素的食物，如瘦肉、鱼类、蛋类、奶制品等，以满足胎儿生长发育的需要。

• 避免刺激：少食辛辣、油腻、生冷等刺激性食物，如辣椒、花椒、油炸食品、冷饮等。

2. 阳虚体质

（1）特点

以畏寒怕冷、手足不温等虚寒表现为主要特征。常见表现为平素畏冷、手足不温、喜热饮食、精神不振。

（2）形体特征

肌肉松软不实。

（3）心理特征

性格多沉静、内向。

（4）发病倾向

易患痰饮、肿胀、泄泻等病；感邪易从寒化。

（5）对外界环境适应能力

耐夏不耐冬；易感风、寒、湿邪。

（6）调理方式

可多食用温补阳气的食物，如生姜、肉桂、虫草、牛肉、羊肉、狗肉、刀豆、板栗、韭菜等，平时应少食生冷黏腻之品，即使在盛夏也不要过食寒凉之品。秋、冬季节要避寒就温，注意保暖，尤其是后背、上腹、下腹和足底等部位。春、夏季节要注意培补阳气，避免长时间待在空调房间。善于调节自己的情绪，广交朋友，平时多听一些激扬、高亢、豪迈的音乐以调动情绪，防止悲愁忧虑和惊恐。可做一些舒缓柔和的运动，如慢跑、散步、打太极拳、做广播操等。夏天不宜做过分剧烈的运动，以免大汗淋漓，损伤阳气。

（7）饮食调节

• 温补食物：多食用具有温补作用的食物，如羊肉、牛肉、姜、葱、蒜、桂圆、核桃等，以助阳气生发。

• 避免寒凉：少食生冷寒凉的食物和饮料，如冷饮、冰淇淋、西瓜、苦瓜等。

• 适量辛辣：可适当食用一些辛辣食物，如辣椒、花椒等，以助阳气生发，但需注意适量，避免过食伤胃。

• 温暖饮品：多喝温开水、姜茶等温暖饮品，有助于驱寒暖身。

3. 阴虚体质

（1）特点

以口燥咽干、手足心热等虚热表现为主要特征。常见表现有手足心热、口燥咽干、鼻微干、喜冷饮、大便干燥。

（2）形体特征

体形偏瘦。

（3）心理特征

性情急躁，外向好动，活泼。

（4）发病倾向

易患虚劳、失精、不寐等病；感邪易从热化。

（5）对外界环境的适应能力

耐冬不耐夏；不耐受暑、热、燥邪。

（6）调理方式

可多食一些滋阴的食物，如黄精、玉竹、百合、乌梅、龟甲、鳖甲、牛奶、鸭肉、猪皮等。不宜食性温燥烈之品，也不宜食祛湿类食物，如冬瓜、木瓜、扁豆、薏苡仁等。最好选择安静的居室环境，因干性皮肤居多，要多注意防晒，注意保水保湿、滋养皮肤。因大多性情急躁，应遵循“恬淡虚无、精神内守”的养生法，注意与人为善。适合做有氧运动，可选择太极拳、太极剑等动静结合、节奏柔缓的传统健身项目。

（7）饮食调节

• 滋阴润燥：多食用具有滋阴润燥作用的食物，如鸭肉、梨、百合、银耳、枸杞子、黑芝麻等。

• 清淡食物：选择清淡易消化的食物，避免辛辣、油腻等刺激性食物。

• 多饮水：多喝水，保持体内水分充足，有助于缓解口燥咽干等症状。

• 避免燥热：少食辛辣、煎炸等燥热食物，如辣椒、花椒、炸鸡等。

4. 气虚体质

（1）特点

以疲乏、气短、自汗等气虚表现为主要特征。常见表现有平素语音低弱、气短懒言、容易疲乏、精神不振、易出汗。

（2）形体特征

肌肉松软不实。

（3）心理特征

性格内向，不喜冒险。

（4）发病倾向

易患感冒、内脏下垂等病，病后康复缓慢。

（5）对外界环境的适应能力

不耐受风、寒、暑、湿邪。

（6）调理方式

注意多吃益气健脾的食物，如山药、薯类、鸡肉、豆类、参类、泥鳅、香菇、大枣、桂圆、蜂蜜等，少食具有耗气作用的食物。避免熬夜或过度劳累，保持充足睡眠；避免劳动或激烈运动时出汗受风。多参加有益的社会活动，多与别人交谈、沟通，培养自己乐观向上的性格。可做一些柔缓的运动，如散步、打太极拳、做操等。不宜做大负荷的运动或出大汗的运动，忌用猛力或做长久憋气的动作。

（7）饮食调节

• 益气健脾：多食用具有益气健脾作用的食物，如小米、山药、大枣、莲子、糯米、鸡肉、牛肉等，以增强体力。

• 易消化食物：选择易于消化的食物，如粥、面条、蒸蛋等，减轻脾胃负担。

• 避免生冷：少食生冷寒凉的食物，如冷饮、冰淇淋、西瓜等，以免损伤脾胃阳气。

• 适量进补：在医生指导下，可适当食用一些具有滋补作用的食物或药膳，如黄芪炖鸡、党参炖鸽、人参等，但需注意适量，避免过补。

5. 痰湿体质

（1）特点

痰湿体质人群痰湿凝聚，以形体肥胖、腹部肥满、口黏苔腻等痰湿表现为主要特征。常见表现有面部皮肤油脂较多、多汗且黏、胸闷、痰多、口黏腻或甜、喜食肥甘甜黏。

（2）形体特征

体形肥胖，腹部肥满松软。

（3）心理特征

性格偏温和、稳重，多善于忍耐。

（4）发病倾向

易患消渴、中风、胸痹等病。

（5）对外界环境的适应能力

对梅雨季节及湿重环境适应能力差。

（6）调理方式

以清淡为主，多吃健脾利湿、化痰祛湿的食物，如茯苓、薏苡仁、海带、冬瓜、荷叶、山楂、赤小豆、枇杷叶等。少吃肥肉及甜、黏、油腻的食物，少饮饮料、酒类之品。居住环境宜温暖干燥而不宜阴冷潮湿，多进行户外活动，经常晒太阳或进行日光浴。在阴雨季节，天气湿冷的气候条件下，应减少户外活动，避免受寒淋雨，湿邪侵袭。及时消除不良情绪，节制大喜大悲。要循序渐进长期坚持锻炼，如散步、慢跑、打乒乓球、羽毛球、游泳等，让松弛的肌肉逐渐变得结实。

（7）饮食调节

• 清淡利湿：饮食清淡，少食肥肉及甜、黏、油腻的食物，如油炸食品、甜食、肥肉等。

• 多食利湿食物：多食用具有利湿作用的食物，如冬瓜、萝卜、海带、薏苡仁、赤小豆等。

• 适量饮茶：可适当饮用绿茶、普洱茶等具有利湿作用的茶饮。

• 避免过饱：每餐不宜过饱，七八分饱为宜，避免加重脾胃负担。

6. 湿热体质

（1）特点

以面垢油光、口苦、苔黄腻等湿热表现为主要特征。常见表现有面垢油光、易生痤疮、口苦口干、身重困倦、大便黏滞不畅或燥结、小便短黄。

（2）形体特征

形体中等或偏瘦。

（3）心理特征

容易心烦急躁。

（4）发病倾向

易患疮疖、黄疸、热淋等病。

（5）对外界环境适应能力

对夏末秋初湿热气候，湿重或气温偏高环境较难适应。

（6）调理方式

以清淡、清热祛湿为原则，可多食薏苡仁、莲子、茯苓、绿豆、鲫鱼、冬瓜、苦瓜等。禁忌辛辣燥烈之品，如辣椒、狗肉、牛肉、羊肉、酒等。尤应避免食用含糖分较高的饮料，最好选择白开水、矿泉水等。应避免居住在低洼潮湿的地方，不要熬夜、过于劳累。要保持二便通畅，防止湿热郁聚。以静养神，愉快怡神。在安静、幽雅的环境中练习书法、太极拳等。适合做强度大、运动量大的锻炼，如中长跑、球类、武术等。盛夏是暑热较重的季节，因此要适当减少户外活动的时间。

（7）饮食调节

• 清热利湿：多食用具有清热利湿作用的食物，如绿豆、空心菜、苋菜、芹菜、苦瓜、黄瓜等。

• 避免辛辣：少食辛辣、油腻等刺激性食物，如辣椒、花椒、油炸食品等。

• 适量饮茶：可适当饮用绿茶、菊花茶等具有清热作用的茶饮。

• 保持清洁：保持皮肤清洁，避免湿热环境，有助于减少粉刺、痤疮的发生。

7. 血瘀体质

（1）特点

血瘀体质人群血行不畅，以肤色暗淡、舌苔紫黯等血瘀表现为主要特征。常见表现有肤色暗淡、色素沉着、容易出现瘀斑、口唇黯淡、舌黯或有瘀点。

（2）形体特征

胖瘦均见。

（3）心理特征

易烦躁，健忘。

（4）发病倾向

易患癫痫及痛证、血证等。

（5）对外界环境的适应能力

不耐受寒邪。

（6）调理方式

可多食山楂、醋、玫瑰花、金橘、桃仁、黑豆等具有活血、散结、行气、疏肝解郁、活血化瘀作用的食物。精神愉快则气血和畅，经络气血的正常运行，有利于血瘀体质的改善。不要长期陷入苦闷、忧郁中无法自拔，这会加重血瘀倾向。可做一些有助于促进气血运行的项目，如各种舞蹈、步行、健身操等。

（7）饮食调节

• 活血化瘀：多食用具有活血化瘀作用的食物，如山楂、黑木耳、洋葱、红糖、玫瑰花等。

• 避免生冷：少食生冷寒凉的食物，以免影响血液循环。

• 适量运动：适量进行运动，如太极拳、散步、瑜伽等，有助于促进血液循环，改善血瘀症状。

• 保持心情舒畅：保持心情舒畅，避免情绪压抑，有助于气血畅通。

8. 气郁体质

（1）特点

气郁体质的人气机郁滞，以神情抑郁、忧虑脆弱等气郁表现为主要特征。常见表现有神情抑郁、情感脆弱、烦闷不乐。

（2）形体特征

形体瘦者为多。

（3）心理特征

性格内向不稳定、敏感多虑。

（4）发病倾向

易患脏躁、梅核气、百合病及郁证等。

（5）对外界环境适应能力

对精神刺激的适应能力较差；不适应阴雨天气。

（6）调理方式

可多食具有理气解郁、调理脾胃功能的食物，如佛手、玫瑰花、橘皮、大麦、刀豆、萝卜、菊花等。避免吃冰冻寒凉的食物。睡前不宜饮茶、咖啡或可可等具有提神醒脑作用的饮料。不要总待在家里，应尽量增加户外活动和社交，放松身心，和畅气血。有意识地培养自己开朗、豁达的性格，多参加有益的社会活动，结交知心朋友。在运动锻炼上要增加户外运动，如登山、跑步、游泳、跳舞等，以便心情开朗，更加融入社会。

（7）饮食调节

• 行气解郁：多食用具有行气解郁作用的食物，如小麦、海带、萝卜、柑橘、玫瑰花等。

• 避免刺激：少食辛辣、油腻等刺激性食物，以免加重气机郁滞。

• 适量饮茶：可适当饮用茉莉花茶、玫瑰花茶等具有疏肝解郁作用的茶饮。

• 保持心情舒畅：保持心情舒畅，多参加社交活动，与家人朋友沟通交流，有助于缓解情绪压抑。

9. 特禀体质

（1）特点

特禀体质人群先天失常，以生理缺陷、过敏反应等为主要特征。常见表现有过敏体质者常见哮喘、风团、咽痒、鼻塞、喷嚏等；患遗传性疾病者有垂直遗传、先天性、家族性特征。

（2）形体特征

过敏体质者一般无特殊形体特征；先天禀赋异常者或伴有畸形，或存在生理缺陷。

（3）心理特征

随禀质不同，情况各异。

（4）发病倾向

过敏体质者易患哮喘、荨麻疹、花粉症及药物过敏等；遗传性疾病如血友病、先天愚型等；胎传性疾病如五迟（立迟、行迟、发迟、齿迟和语迟）、五软（头软、项软、手足软、肌肉软、口软）、解颅、胎惊、胎痫等。

（5）对外界环境适应能力

适应能力差，对易致过敏的季节适应能力差，易引发宿疾。

（6）调理方式

宜清淡均衡，粗细搭配适当，荤素配伍合理。多食用益气固表的食物，忌生冷、辛辣、肥甘厚腻及各种“发物”，如酒、鱼、虾、蟹、辣椒、咖啡等。可食用乌梅、首乌、百合等。要注意通风良好，保持清洁。在季节更替之时，要及时增减衣被，增强机体对环境的适应能力。培养豁达乐观的生活态度，避免过度劳神，保持稳定平和的心态。要避免春天或季节交替时长时间在野外锻炼，天气寒冷时要注意防寒保暖，避免过敏性疾病的发生。

（7）饮食调节

• 避免过敏原：严格避免接触已知的过敏原，如花粉、某些食物等。

• 清淡均衡：饮食清淡均衡，粗细搭配，荤素搭配合理，避免过多食用易引起过敏的食物，如海鲜、芒果等。

• 增强免疫力：适量食用一些具有增强免疫力作用的食物，如蜂蜜、大枣、枸杞子等。

• 注意卫生：保持饮食卫生和个人卫生，减少过敏原的接触机会。

第六章 药食同源

自古以来，中医药与食物一直紧密相连，形成了独特的“药食同源”理念。这一理念认为，许多食物既可作为日常饮食，又具有一定的药用价值，通过合理搭配食物，可以起到预防和治疗疾病的作用。下面将从中医药食同源的起源、原理、常见食材及其功效、现代应用等方面进行详细阐述，带您走进中医药食同源的奇妙世界。

一、中医药食同源的起源与发展

中医药食同源的起源可以追溯到远古时代。在古代原始社会中，人们在寻找食物的过程中，逐渐发现了各种食物和药物的性味和功效，认识到许多食物可以药用，许多药物也可以食用，两者之间很难严格区分。这就是“药食同源”理论的基础，也是食物疗法的基础。《黄帝内经太素》一书中写道："空腹食之为食物，患者食之为药物"，这便是对药食同源思想的经典阐述。

随着时间的推移，人们对食物和药物的认识不断深化，逐渐形成了系统的中医食疗理论和实践方法。在秦汉时期，张仲景的《伤寒杂病论》和《金匮要略》中，大量采用了饮食调养方法来配合治疗疾病。唐代孙思邈的《千金要方》中专列有"食治"一项，而孟诜更是撰写了我国第一本食疗类专著《食疗本草》。这些著作的出现，标志着中医药食同源理论得到了进一步的发展和完善。

二、中医药食同源的原理

中医药食同源的原理可以归纳为以下几个方面：

1. 食物与中药的相似性

中药和食物在成分和效果上有许多相似之处，因此食物可以起到类似的药用作用。例如，许多中药和食物都含有对人体有益的生物活性成分，如多糖、黄酮类、生物碱等。

2. 食物与中药的互补性

中药有时需要与特定食物搭配使用，才能发挥最佳的疗效。食物能够弥补中药的不足，促进药效的发挥。例如，在服用某些中药时，搭配适当的食物可以增强药物的吸收和利用。

3. 食物与中药的调养作用

不同的食物对身体有不同的调养作用，可以通过搭配合理的食物来调节和平衡人体的虚实、寒热等病理状态。例如，对于体质偏热的人来说，可以多吃一些凉性食物来清热降火；对于体质偏寒的人来说，则应该多吃一些温性食物来温中散寒。

三、常见中医药食同源食材及其功效

中医药食同源的理念在日常生活中有着广泛的应用，许多常见的食材都具有药用价值。以下是一些常见的中医药食同源食材及其功效：

1. 生姜

生姜具有温中散寒、解表发汗的功效。在感冒初期或受凉后，喝一杯姜汤可以迅速缓解症状，此外，生姜还能促进消化液分泌，增进食欲。

2. 山楂

山楂具有消食健胃、行气散瘀的作用。对于食积不化、脘腹胀满等症状，山楂有很好的缓解作用，此外，山楂还能降低血脂、软化血管，对心血管疾病有一定的预防作用。

3. 大枣

大枣具有补中益气、养血安神的功效。对于脾胃虚弱、气血不足、失眠心悸等症状，大枣都有很好的调理作用，此外，大枣还能增强免疫力、抗衰老。

4. 枸杞子

枸杞子具有滋补肝肾、益精明目的作用。对于肝肾阴虚、腰膝酸软、头晕目眩等症状，枸杞子有很好的调理作用，此外，枸杞子还能增强免疫力、抗氧化。

5. 薏苡仁

薏苡仁具有健脾利湿、清热排脓的功效。对于脾虚湿盛、水肿尿少、脚气等症状，薏苡仁都有很好的缓解作用，此外，薏苡仁还能降低血糖、抗肿瘤。

6. 莲子

莲子具有健脾益肾、养心安神的作用。对于脾虚泄泻、食欲不振、心悸失眠等症状，莲子都有很好的调理作用，此外，莲子还能增强记忆力、抗衰老。

7. 蜂蜜

蜂蜜具有润肺止咳、润肠通便的功效。对于干咳无痰、便秘等症状，蜂蜜都有很好的缓解作用，此外，蜂蜜还能增强人体免疫力、促进伤口愈合。

四、中医药食同源的实际应用案例

中医药食同源的理念在实际生活中有着广泛的应用。以下是一些具体的应用案例：

1. 妇科保健

女性在生理期或产后容易出现血虚等问题，可以通过食用一些具有补血作用的食物来调理。例如，桂圆、红枣、枸杞子等食物都具有很好的补血作用，可以煮粥或炖汤食用。

2. 心血管保健

中医认为心血管疾病与血液循环有关，可以通过食用一些健脾养血的食材来调理。例如，山药、红枣、山楂等食物都具有健脾养血的作用，可以煮粥或炖汤食用。

3. 消化系统保健

胃肠不适是现代生活中常见的问题，可以通过食用一些健脾胃、消导滞的食物来缓解。例如，生姜、蒜蓉、山楂等食物都具有很好的健脾胃、消导滞的作用，可以炒菜或煮汤食用。

4. 失眠调理

对于长期受失眠困扰的人来说，可以通过食用一些具有安神作用的食物来调理。例如，百合、莲子、红枣等食物都具有很好的安神作用，可以煮粥食用。

5. 抗疲劳保健

现代生活节奏快，人们容易出现疲劳等问题。可以通过食用一些具有抗疲劳作用的食物来调理。例如，枸杞子、人参、黄芪等食物都具有很好的抗疲劳作用，可以泡茶或炖汤食用。

五、中医药食同源的现代研究与发展

现代科学研究也在一定程度上证实了中医药食同源物质的保健和

治疗作用。例如，某些食物中的抗氧化剂、维生素和矿物质等成分对人体健康有益，可以预防多种疾病，此外，随着人们对健康生活方式的追求和饮食习惯的改变，中医药食同源的理念在现代社会中得到了更广泛的关注和应用。

在产业发展方面，中医药食同源的概念推动了相关产业的蓬勃发展。健康食品、保健品、药膳等领域的产品层出不穷，满足了人们对健康生活的需求。同时，这些产业的发展也进一步推动了中医药食同源理念的传播和普及。

综上，中医药食同源是中医药和食物结合的独特理念，通过合理搭配食物，可以起到预防和治疗一些疾病的作用。这一理念不仅体现了中华民族对自然和健康的深刻理解，也推动了相关产业的发展。在现代社会中，随着人们对健康生活方式的追求和饮食习惯的改变，中医药食同源的理念显得尤为重要。让我们共同探索中医药食同源的奥秘，享受健康的生活。

第七章 科学饮水，滋养身心

水是生命之源，对人体健康至关重要。在中医理论中，水不仅是构成人体的重要物质，更是维持人体阴阳平衡、脏腑功能正常运行的关键因素。

一、中医对水的认识

中医认为，水具有阴寒之性，能够滋润脏腑、濡养百脉，对维持人体的正常生理功能有着不可替代的作用。然而，水的代谢和运化需要依赖人体的阳气，特别是脾阳和肾阳的推动。当人体阳气充足时，水能够被正常代谢和排出，保持体内环境的平衡；而当阳气不足时，水液代谢失常，易形成水湿之邪，导致各种疾病的发生。

二、中医对饮水的建议

1. 适量饮水

中医认为，适量饮水是保持健康的关键。一般来说，成年人每天需要饮用约 1500 ～ 2000ml 的水，具体饮水量还需根据个人体质、气候条件及活动量等因素进行调整。过量饮水会增加肾脏负担，导致水中毒等不良反应；而饮水不足则会导致体内缺水，影响正常生理功能。

对于孕产妇来说，心脏负担本身就已经增加，因此更需要控制饮水量，避免对心脏造成不必要的伤害。中医有“水旺克火”之说，这里的“火”指的是心脏功能。过多液体摄入会降低血液浓度，使心脏负担加重，从而引发心悸、心慌等症状。

（1）怀孕早期

建议每天饮水量在 1500 ～ 2000ml 之间。此时胎儿体积较小，孕妇的身体负担相对较轻，但也需要保证足够的水分摄入，以维持正常的生理功能。

（2）怀孕中期

随着胎儿体积的增大，孕妇的饮水量应适当减少至 1000 ～ 1500ml 之间。此时，孕妇需要更加注意饮水的量和频率，避免一次性喝太多水。

（3）怀孕晚期

饮水量应进一步控制在 1000ml 以内。这是因为在妊娠晚期，孕妇的身体容易出现水肿现象，过多饮水会加重水肿情况。

（4）产妇

分娩后，产妇的身体比较虚弱，且需要哺乳，因此饮水量应适当增加。一般建议每天喝 1500 ～ 2500ml 水，具体量可根据个人情况调整。

2. 温热饮水

中医强调喝温热的水有助于保护消化功能和体内阳气的平衡。尤其是在早晨、餐前和运动后，喝一杯温热的水可以促进身体代谢和排出废物。同时，避免饮用过冷或过热的水，以免对胃部产生刺激，影响消化功能和身体的水分吸收。

3. 分次饮用

中医建议饮水应遵循“少量多次”的原则，避免一次性大量饮水。这样有助于保持身体的水分平衡，增强水分的吸收能力，减少水分的浪费。同时，饮水应缓慢进行，缓慢喝水有助于增强胃肠蠕动，促进消化液的分泌和水分的吸收。

4. 根据体质进行调整

中医还强调，饮水原则要根据个人的体质和疾病情况作出调整。例如，湿热体质的人应避免多喝甜汤、浓茶和咖啡；肾功能不足的人应多喝一些有利于利尿的食物和饮品。对于体内湿气重的人，可以适当多喝些山楂水或薏苡仁水以助消除湿气。

三、中医对饮水时间的建议

1. 早晨起床后

中医认为，早晨起床后是人体阳气生发的时候，此时适量饮用温开水有助于唤醒身体机能，促进新陈代谢，排出体内毒素，此外，早晨饮水还可以补充夜间流失的水分，保持身体的水平衡。

2. 工作间隙

在工作间隙适量饮水有助于缓解工作压力和疲劳感。中医认为，水能够滋养心神，保持心情平静和思维敏捷。因此，在工作间隙适量饮水可以提高工作效率和创造力。

3. 睡前适量饮水

中医认为，睡前适量饮水有助于稀释血液，减少睡觉期间由于血液变慢而导致的血管堵塞风险。然而，需要注意的是睡前饮水不宜过多，以免影响睡眠质量。一般来说，睡前饮用约 100 ～ 200ml 的温水即可。

四、中医对饮水误区的纠正

1. 盲目追求饮水量

有些人认为多喝水就一定健康，于是盲目追求饮水量。然而，中医强调适量饮水的重要性，过量饮水反而会对身体造成伤害。因此，我们应该根据自己的身体状况和实际需要来确定饮水量，避免盲目追求饮水量。

2. 忽视饮水温度

有些人喜欢喝冰水或冷饮来解渴降温，然而中医认为这样做会损伤脾胃功能，导致消化不良和寒湿体质。因此，我们应该尽量避免饮用过冷的水和饮料，选择温热的水来饮用。

3. 不注意饮水时间

有些人不注意饮水时间，随时随地都在喝水。然而，中医认为这样做会影响身体的正常代谢和运化功能。因此，我们应该根据自己的生活习惯和工作节奏，合理安排饮水时间，避免在不适宜的时间段内大量饮水。

五、中医对特殊人群的饮水建议

1. 孕妇和哺乳期妇女

孕妇和哺乳期妇女需要更多的水分来维持身体的正常生理功能。中医认为，此时应适量增加饮水量，以满足身体对水分的需求。同时避免饮用过冷或过热的水，以免对胎儿或婴儿造成不良影响。

（1）定时定量

孕产妇应养成定时饮水的习惯，不要等到口渴了才喝水。同时，每次饮水量不宜过多，应少量多次饮用。

（2）注意水温

饮用温水比较适宜，避免喝过冷或过热的水，以免对身体造成刺激。

（3）观察身体反应

孕产妇在饮水过程中应注意观察自己的身体反应，如出现水肿、心悸等不适症状，应及时调整饮水量并咨询医生。

2. 老年人和儿童

老年人和儿童的脾胃功能相对较弱，对水分的吸收和代谢能力较差。中医认为，此时应适量减少饮水量，避免加重脾胃负担。同时选择温热的水来饮用，以促进身体的消化和吸收功能。

3. 慢性病患者

对于有慢性病的人群如高血压、糖尿病等患者来说，中医建议根据病情和医嘱来确定饮水量和饮水时间。避免过量饮水导致病情加重或引发其他并发症。

六、中医对饮水与养生的关系探讨

中医认为水是人体阴液的重要组成部分，具有滋阴生津、润燥滑肠等功效。适量饮水不仅可以满足人体对水分的需求，还可以促进身体的代谢和排毒功能，有助于保持身体的健康状态。同时中医还强调饮食起居的规律性和适度性，认为过度饮水或不当饮水都会对身体造成不良影响。因此我们应该将饮水与养生相结合，根据自己的身体状况和生活习惯来合理安排饮水时间和饮水量，以达到滋养身心的目的。

综上所述，中医对饮水有着独特的认识和见解。从中医角度来看，科学饮水是保持身体健康的重要因素之一。我们应该根据自己的身体状况和生活习惯来合理安排饮水时间和饮水量，避免盲目追求饮水量或忽视饮水温度和时间等因素对身体造成不良影响。同时，我们还应该将饮水与养生相结合，通过适量饮水来促进身体的代谢和排毒功能，达到滋养身心的目的。让我们从中医的角度出发，学会科学饮水，享受健康美好的生活！

第八章 基于中医养生理念的烹饪习惯

烹饪，作为将食材转化为美味佳肴的过程，不仅是味蕾的享受，更是维护健康、实现养生目标的重要途径。中医养生理念，以其深厚的理论基础和丰富的实践经验，为烹饪提供了宝贵的指导。下面我们将深入探讨中医养生理念如何影响烹饪方法的选择、火候与时间的掌握、调味与佐料的运用以及顺应时节的烹饪，旨在帮助读者形成更加健康、科学的烹饪习惯。

一、烹饪方法与中医养生

中医养生理念强调整体观念和阴阳平衡，认为不同的烹饪方法对食物营养成分的保留程度有着显著影响。因此，选择恰当的烹饪方法对于保持食物的营养价值和养生效果至关重要。

（一）蒸、煮、炖：保留营养，减轻负担

1. 蒸

蒸是一种古老而健康的烹饪方式，它通过水蒸气的热量将食物加热至熟。蒸制过程中，食物与水分保持一定距离，避免了用高温油煎、炸食物，从而减少了营养成分的流失。例如，蒸鱼能够保留鱼肉的鲜美和细嫩口感，同时避免了油炸带来的高热量和高脂肪。

2. 煮

煮是将食材放入水中加热至熟的过程。煮食方法简单，能够较好地保留食物中的维生素和矿物质。例如，煮蔬菜可以保留其丰富的膳食纤维和维生素 C，有助于促进肠道蠕动和增强免疫力。

3. 炖

炖是一种长时间低温加热的烹饪方式，能够使食材中的营养成分充分释放并相互融合。例如，炖鸡汤时，小火慢炖可使鸡肉的鲜美与

药材的甘香充分融合，不仅味道鲜美，还能达到补气养血的效果。

（二）避免油炸和烧烤：减少有害物质，保护健康

油炸和烧烤是两种常见的烹饪方式，但它们往往容易导致食物营养成分的流失，并产生有害物质。中医养生理念不推荐这两种烹饪方法。

1. 油炸

油炸食物在高温下会破坏食物中的营养成分，同时产生大量的反式脂肪和自由基，增加食用者患心血管疾病和癌症的风险。中医养生强调清淡饮食，减少油脂的摄入，因此油炸食物并非理想的选择。

2. 烧烤

烧烤食物在高温下直接与火焰接触，容易产生多环芳烃等有害物质，增加患癌症的风险，此外，烧烤过程中添加的调味料和腌料也可能对健康造成不良影响。中医养生提倡顺应自然、平衡饮食，因此烧烤并非养生的推荐方式。

二、火候与时间的掌握：熟透而不失营养

中医强调“火候”在烹饪中的重要性。适当的火候和时间能使食物熟透而不失营养，口感更佳。不同的食材和烹饪方法需要不同的火候和时间，只有掌握了这些技巧，才能烹饪出既美味又健康的食物。

1. 小火慢炖：充分释放营养

小火慢炖是一种能够充分释放食材中营养成分的烹饪方式。它利用低温长时间加热的原理，使食材中的蛋白质、脂肪和矿物质等营养成分逐渐溶解在汤汁中，形成浓郁鲜美的味道。例如，炖鸡汤时采用小火慢炖的方式，可以使鸡肉的鲜美与药材的甘香充分融合，达到补气养血的效果。同时，小火慢炖还能保持食材的完整形态和口感，避免过度烹饪导致的营养流失和口感变差。

2. 避免过度烹饪：保留营养，防止有害物质产生

过度烹饪会破坏食物中的营养成分，甚至产生有害物质。因此，在烹饪过程中要掌握好时间，避免食材过熟。例如，煮蔬菜时不宜加热过长时间，以免破坏其中的维生素和矿物质；炖肉的时间也不宜过长，以免肉质变得过于酥烂而失去口感和营养。中医养生强调平衡饮食和适度烹饪，因此要避免过度烹饪带来的不良影响。

三、调味与佐料的运用：遵循养生原则

中医养生理念认为，调味与佐料的运用也需遵循养生原则。合理的调味和佐料搭配能够提升食物的口感和营养价值，但过度使用调味料则可能损伤脾胃、影响健康。

1. 五味调和：平衡口感，促进健康

中医讲究五味调和，即酸、苦、甘、辛、咸五味相互搭配以达到平衡。在烹饪中，应根据食材和体质选择合适的调味料，避免过于辛辣或油腻。例如，对于体质偏寒的人来说，可以适当增加姜、葱、蒜等辛温调味料的使用；对于体质偏热的人来说，则应减少辣椒、花椒等辛辣调味料的使用。通过五味调和，可以使食物口感更加丰富多样，同时促进身体健康。

2. 少盐少油：保持原汁原味，减轻负担

中医养生提倡清淡饮食，减少盐分和油脂的摄入。在烹饪时，应尽量少用盐和油，以保持食物的原汁原味。过多的盐分和油脂会增加肾脏和心血管的负担，长期摄入还可能导致高血压、高血脂等慢性疾病的发生。因此，在烹饪过程中要注意控制盐分和油脂的用量，采用蒸、煮、炖等健康的烹饪方式，减少调味料的使用量。

四、顺应时节的烹饪：与自然和谐共生

中医养生强调顺应自然规律，烹饪也应根据季节变化进行调整。

不同的季节有不同的气候特点和人体需求，因此烹饪方法和食材选择也应随之变化。

1. 春季养生：清淡养肝

春季是万物复苏的季节，气候逐渐转暖，人体也开始进入活跃期。此时宜食用清淡、易消化的食物以养肝明目。例如，可以多食用菠菜、韭菜、豆芽等绿色蔬菜以及草莓、樱桃等新鲜水果。在烹饪上应以清淡为主，避免过于油腻和辛辣的食物刺激肝脏。可以采用蒸、煮、炖等健康的烹饪方式保留食物的营养成分和口感。

2. 夏季养生：清热养心

夏季气候炎热潮湿，人体易出汗多、消耗大。此时宜食用清热解暑、养心安神的食物以调节身体机能。例如，可以多食用西瓜、黄瓜、苦瓜等清热解暑的食材以及绿豆汤、荷叶粥等清凉饮品。在烹饪上应以凉拌、清蒸为主，减少烹饪时间以保持食材的清爽口感和营养成分。同时要注意补充水分和电解质以维持身体水平衡和正常生理功能。

3. 秋季养生：润燥养肺

秋季气候干燥凉爽，人体易感到口干舌燥、皮肤干燥等不适感。此时宜食用润肺养阴、生津止渴的食物以调节身体机能。例如，可以多食用梨、百合、银耳等润肺食材，以及蜂蜜、芝麻等滋润食品。在烹饪时，应以炖汤为主，以增加身体水分和营养摄入同时滋润身体缓解干燥感。

4. 冬季养生：温补养肾

冬季气候寒冷干燥，人体易感到寒冷和干燥等不适感。此时宜食用温补养肾、驱寒保暖的食物以增强身体抵抗力和抗寒能力。例如，可以多食用羊肉、牛肉等温补食材，以及核桃、红枣等滋补食品。在烹饪时，应以炖煮为主，增加身体热量和营养摄入同时保持身体温暖缓解寒冷感。

中医养生理念为烹饪提供了宝贵的指导思想和实用方法。通过选择恰当的烹饪方法、掌握好火候和时间、合理搭配调味料以及顺应时节进行烹饪等方式，我们可以烹饪出既美味又健康的食物，满足身体需求，实现养生目标。让我们将中医养生理念融入日常生活中，形成健康科学的烹饪习惯，为自己和家人的健康保驾护航。

第九章 如何挑选食材

在现代快节奏的生活中，健康饮食成为越来越多人的追求。然而，面对琳琅满目的食材，如何做出正确的选择却成了许多人面临的难题。本文将从多个角度为您详细解析日常如何选择食材，帮助您轻松掌握科学饮食的秘诀。

一、食材的颜色与营养

食材的颜色不仅仅是视觉上的享受，更是其营养价值的体现。蔬菜和水果的颜色通常反映了它们所含的不同植物化学物质。例如，红色的西红柿和西瓜含有丰富的番茄红素，能够有效抵御自由基的侵袭，预防心血管疾病和某些癌症；绿色的菠菜和羽衣甘蓝则富含叶绿素，具有很强的抗氧化作用，有助于身体排毒。

• 红色食材：如番茄、红辣椒、草莓等，富含番茄红素、维生素 C 等，有助于增强免疫力。

• 绿色食材：如菠菜、西兰花、青豆等，富含叶绿素、维生素 K 等，有助于骨骼健康和血液凝固。

• 黄色 / 橙色食材：如胡萝卜、南瓜、甜椒等，富含 β- 胡萝卜素、维生素 A 等，对视力保护有益。

• 紫色食材：如蓝莓、紫甘蓝、茄子等，富含花青素等抗氧化物质，有助于抗衰老。

因此，在挑选食材时，不妨让购物车里的食材变得五彩斑斓，这样既能保证营养均衡，又能增加饮食的乐趣。

二、全谷物的选择

全谷物与精制谷物相比，保留了更多的营养成分，如纤维素、维生素和矿物质。全谷物有助于消化、增加饱腹感，并有助于控制血糖水平。因此，在日常饮食中，应尽量选择全谷物制品。

• 糙米：相比白米，糙米保留了胚芽和麸皮，富含膳食纤维和维生素 B 群。

• 全麦面包：使用全麦面粉制成，比白面包更有营养，有助于降低胆固醇。

• 燕麦片：富含 β- 葡聚糖，有助于降低胆固醇和血糖水平。

将白米饭换成糙米，将白面包换成全麦面包，这些细微的改变都能为健康加分。

三、蛋白质的多样性

蛋白质是身体细胞的基本构成成分，对于维持生命活动至关重要。然而，很多人往往只关注肉类蛋白质，而忽视了其他优质的蛋白质来源。

• 豆类：如黄豆、黑豆、绿豆等，不仅富含蛋白质，还富含膳食纤维和矿物质。

• 坚果：如杏仁、核桃、腰果等，富含优质脂肪和蛋白质，有助于心脏健康。

• 乳制品：如牛奶、酸奶、奶酪等，是优质蛋白质和钙的良好来源。

在选择肉类时，也应注意适量和多样性。红肉和加工肉类过量摄入与心血管疾病、糖尿病等健康问题有关，因此应适量食用，并搭配其他蛋白质来源。

四、脂肪的选择

脂肪是人体必需的营养成分之一，但并非所有脂肪都对身体有益。

关键在于选择健康的脂肪来源。

• 不饱和脂肪：如橄榄油、鱼油、坚果油等，富含Omega-3和Omega-6脂肪酸，有助于降低心脏病风险。

• 饱和脂肪：如动物油脂、椰子油等，应适量摄入，避免过量。

• 反式脂肪：如部分快餐、油炸食品和烘焙食品中的氢化植物油，应尽量避免摄入。

在挑选食材时，注意查看食品标签上的脂肪成分，选择富含不饱和脂肪的食品，减少饱和脂肪和反式脂肪的摄入。

五、饮食中的微量元素

微量元素虽然在人体内的含量很少，但对维持生命活动却至关重要。锌、硒、铁等微量元素在免疫、代谢和生长等方面都发挥着重要作用。

• 锌：有助于增强免疫力、促进伤口愈合，富含锌的食物有牡蛎、红肉、坚果等。

• 硒：具有抗氧化作用，有助于预防癌症和心血管疾病，富含硒的食物有巴西坚果、鱼类等。

• 铁：是血红蛋白的重要组成成分，有助于预防贫血，富含铁的食物有红肉、绿叶蔬菜等。

在饮食中应注意多样化，确保摄入足够的微量元素。

六、新鲜食材的挑选技巧

挑选新鲜食材是保证饮食健康的关键。以下是一些常见的食材挑选技巧：

• 蔬菜类：选择颜色鲜艳、无斑点、无虫害的蔬菜。新鲜蔬菜通常质地脆嫩、水分充足。

• 水果类：选择果皮光滑、色泽鲜艳、无虫蛀的水果。注意避免选择催熟或添加色素的水果。

• 肉类：选择肉质有弹性、表面干燥、无异味的肉类。避免选择注水肉或含有添加剂的肉类。

• 海鲜类：选择活鲜或冷冻保存完好、无异味的海鲜。判断海鲜的新鲜度可以观察鱼眼是否鲜亮、鱼身是否有弹性等。

• 豆制品：选择无异味、无添加物的豆制品。注意查看生产日期和保质期。

通过观察和触摸食材，可以初步判断其新鲜程度和质量。

七、食材的保存方法

正确保存食材可以延长其保质期，保持食材的新鲜度和营养价值。以下是一些常见的食材保存方法：

• 分类存放：将食材按类型分类存放，避免果蔬间的乙烯气体相互作用导致加速腐烂。

• 适宜温度：冷藏冷冻是保存食材的有效方式。新鲜肉类和鱼类应放在冰箱的冷藏室保存，而根茎类蔬菜和谷物则适合放在阴凉干燥处。

• 适当包装：使用保鲜膜、密封袋或专用容器来包装食材，可以有效隔绝空气，延长保质期。对于容易氧化的食物，可以在切口涂抹一层柠檬汁或橄榄油以延缓氧化过程。

此外，还可以采用真空密封法、煮沸冷冻法、盐渍法等方法来保存食材。

在孕产妇的特殊生理阶段，合理的饮食和营养摄入对于母婴健康至关重要。孕产妇的营养需求与普通人群有所不同，因此，在选取食材时需要特别注意。本文将结合孕产妇的营养需求，为大家提供一份科学的食材选取指南。

第十章 孕产妇的食材选取

1. 富含蛋白质的食材

• 瘦肉：如猪里脊、牛腱子肉等，脂肪含量低，蛋白质含量高。

• 鱼类：如鲈鱼、鲑鱼等，富含优质蛋白质和 Omega-3 脂肪酸，有助于胎儿大脑发育。

• 禽类：如鸡胸肉、鸭胸肉等，去皮后脂肪含量较低，是优质蛋白质的良好来源。

• 蛋类：如鸡蛋、鸭蛋等，富含优质蛋白质和多种维生素、矿物质。

• 豆类：如黄豆、黑豆、红豆等，不仅富含蛋白质，还富含膳食纤维和多种矿物质。

2. 富含碳水化合物的食材

• 全谷物：如糙米、燕麦、全麦面包等，富含膳食纤维和 B 族维生素，有助于预防便秘和维持血糖稳定。

• 薯类：如红薯、土豆等，富含碳水化合物和膳食纤维，可作为主食的一部分。

3. 富含脂肪的食材

• 深海鱼类：如三文鱼、鲭鱼等，富含 Omega-3 脂肪酸，有助于胎儿大脑和视网膜的发育。

• 坚果：如核桃、杏仁等，富含健康脂肪和蛋白质，但需注意适量食用，以免摄入过多热量。

• 植物油：如橄榄油、亚麻籽油等，富含不饱和脂肪酸，有助于降低胆固醇和心血管疾病风险。

4. 富含维生素和矿物质的食材

• 蔬菜和水果：如菠菜、羽衣甘蓝、胡萝卜、橙子、草莓等，富含维生素 C、叶酸、铁、钙等多种营养素。

• 奶制品：如牛奶、酸奶、奶酪等，富含钙、维生素 D 等营养素，有助于骨骼健康和牙齿发育。

• 动物肝脏：如猪肝、鸡肝等，富含维生素 A、铁等营养素，但需注意适量食用，以免摄入过多胆固醇。

孕产妇食材选取注意事项

• 选择新鲜食材：优先选购新鲜的食材，避免食用过期或变质的食品。

• 注意食材卫生：在处理和烹饪食材前，务必清洗干净，避免细菌污染。

• 合理搭配食材：注意食材的多样化和营养平衡，避免单一食材的过量摄入。

• 限制某些食材的摄入：如生肉、生鱼片、未煮熟的蛋类等可能含有细菌或寄生虫的食材应避免食用；高盐、高糖、高脂肪的食品也应限制摄入。

• 根据个人体质选择食材：孕产妇应根据自己的体质和健康状况选择适合的食材，避免过敏或不适。

孕产妇的营养需求是全方位的，因此在选取食材时需要特别注意营养的全面性和均衡性。通过合理选择富含蛋白质、碳水化合物、脂肪以及维生素和矿物质的食材，孕产妇可以满足自身和胎儿的营养需求，为母婴健康打下坚实的基础。同时，注意食材的新鲜度、卫生和合理搭配也是非常重要的。

第十一章 中医理论指导备孕期饮食调理

备孕是一个家庭的重要计划，对于女性来说，备孕期间的饮食调理尤为重要。中医认为，通过合理的饮食调理，可以调整女性体质，提高受孕概率，为胎儿的健康发育奠定坚实基础。

一、中医备孕饮食调理原则

中医强调“天人合一”，认为人体应与自然环境相和谐，以达到身心的平衡。在备孕期间，女性饮食应遵循以下调理原则：

1. 营养均衡

确保摄入足够的碳水化合物、蛋白质、脂肪、维生素和矿物质等营养素。建议每天摄入多样化的食物，包括蔬菜、水果、全谷类、瘦肉、鱼、蛋、豆类等。

2. 重点补充叶酸

叶酸有助于降低胎儿神经管缺陷的风险。建议备孕女性在孕前三个月开始每天补充 0.4mg 的叶酸，可通过食用绿叶蔬菜、柑橘类水果、豆类等食物来增加叶酸的摄入。

3. 适量补充优质蛋白质

蛋白质是构成人体细胞和组织的重要成分，对于维持身体健康和胎儿发育具有重要作用。建议适量补充瘦肉、鱼、蛋、奶等优质蛋白质来源。

4. 控制脂肪和糖分的摄入

过量摄入脂肪和糖分会导致肥胖和心血管疾病等健康问题，不利于备孕。因此，应适量摄入脂肪，优先选择富含不饱和脂肪酸的食物，如橄榄油、鱼油等，并控制糖分的摄入。

5. 避免有害物质

备孕期间应避免摄入咖啡因、酒精、烟草等有害物质，这些物质可能对胎儿健康产生不良影响。

6. 饮食要定时定量

饮食定时定量有助于维持身体的代谢平衡和营养吸收。建议每天定时进餐，避免暴饮暴食或过度节食。

二、四季备孕饮食调理

（一）春季备孕饮食调理

春季是万物复苏的季节，阳气初生，肝气当令。中医认为，春季备孕应注重养肝疏肝、平补脾胃。

1. 饮食建议

• 养肝护肝：宜饮枸杞子菊花茶，食用山药、红枣、桂圆、核桃、板栗等食物，以平补脾胃、疏泄肝气。

• 多吃新鲜蔬果：春季时令蔬果丰富，如菠菜、韭菜、草莓等，富含维生素和矿物质，有助于增强免疫力。

• 适量补充蛋白质：春季气温逐渐回暖，人体新陈代谢加快，适量补充瘦肉、鱼、蛋等优质蛋白质，有助于维持身体健康。

2. 注意事项

• 避免过食酸性食物，以防肝气过旺，克制脾土。

• 保持心情舒畅，减少焦虑情绪，有利于高质量精子和卵子的形成。

（二）夏季备孕饮食调理

夏季是万物繁盛的季节，心火当令。中医认为，夏季备孕应注重养心安神、清热解暑。

1. 饮食建议

• 清热解暑：可适当食用苦瓜、西瓜、荠菜等具有清热解暑作用的食物，但不宜过食，以免损伤脾胃。

• 固护脾胃：夏季气温高，人体易出汗，应多喝水，多食蔬菜、水果、杂粮等清淡易消化食物，少食油腻和甜食。

• 补充蛋白质：夏季人体消耗大，应适量补充瘦肉、鱼、蛋等优质蛋白质，以维持身体正常代谢。

2. 注意事项

• 避免剧烈运动后立即使用冷水冲头淋浴，以防汗出不畅。

• 保持良好情绪，避免烦躁易怒，为胚胎着床营造适宜环境。

（三）秋季备孕饮食调理

秋季是万物成熟的季节，肺气当令。中医认为，秋季备孕应注重养肺滋阴、补益肺气。

1. 饮食建议

• 养肺滋阴：可食用银耳、蜂蜜、燕窝、芝麻、核桃、莲藕、秋梨、白萝卜等滋润之品，以养肺滋阴、补益肺气。

• 增加蛋白质摄入：秋季气温逐渐降低，人体需要更多能量来维持体温，应适量增加瘦肉、鱼、蛋等优质蛋白质的摄入。

• 多吃新鲜蔬果：秋季时令蔬果如苹果、葡萄、南瓜等富含维生素和矿物质，有助于增强免疫力。

2. 注意事项

• 避免过食辛燥食物，如桂圆、荔枝、辣椒等，以防耗伤肺津。

• 保持情绪平和，不急于求成，以平常心看待自然界的变化。

（四）冬季备孕饮食调理

冬季是万物潜伏的季节，肾气当令。中医认为，冬季备孕应注重滋阴潜阳、补肾养心。

1. 饮食建议

• 滋阴潜阳：可食用枸杞子、黑豆、黑芝麻、核桃等具有滋阴潜阳作用的食物，以补肾养心、增强体质。

• 增加热量摄入：冬季气温低，人体需要更多热量来维持体温，应适量增加肉类、蛋类等高热量食物的摄入。

• 多喝热汤粥：冬季宜多喝热汤粥类食物，如鸡汤、鱼汤、糯米粥等，以温暖身体、补充能量。

2. 注意事项

• 避免过度劳累和情绪波动，以防耗伤肾气。

• 注意防寒保暖，避免感冒等疾病的发生。

第十二章 中医理论指导孕期饮食调理

中医认为，孕期饮食应以平衡、温和、营养丰富为原则，注重脾胃的调养，确保母体气血充足，为胎儿提供良好的生长环境。以下是中医孕期饮食调理的几个基本原则：

1. 饮食均衡

确保摄入多样化的食物，包括蔬菜、水果、全谷物、瘦肉、鱼、蛋、豆类等，以获取全面的营养素。

2. 易于消化

选择易于消化吸收的食物，减轻脾胃负担，促进营养的吸收和利用。

3. 适量进补

根据母体体质和孕期需要，适当进补，避免过度滋补导致身体不适。

4. 避免寒凉

减少寒凉食物的摄入，以免损伤脾胃阳气，影响营养的吸收和转化。

5. 注意卫生

确保食物新鲜、干净，避免食物中毒和感染。

一、春季孕期饮食调理

春季阳气初升，万物复苏，是调养身体的好时机。对于孕妇来说，春季饮食应注重养肝疏肝、健脾益气。

1. 推荐食物

• 蔬菜类：菠菜、韭菜、荠菜、香椿、豆芽等，富含维生素和矿物质，有助于养肝明目、健脾开胃。

• 水果类：草莓、樱桃、枇杷等，富含抗氧化物质，有助于提高免疫力。

• 粥汤类：枸杞子红枣粥、山药莲子粥等，具有滋补肝肾、健脾益气的功效。

• 肉类：适量食用瘦肉、鸡肉等，补充优质蛋白质，增强体质。

2. 注意事项

• 避免过多食用酸性食物，以免收敛肝气，影响脾胃功能。

• 保持心情舒畅，适当进行户外活动，促进气血运行。

二、夏季孕期饮食调理

夏季气候炎热，人体易出汗，孕妇更需注意补充水分和电解质，同时清热解暑，保持脾胃功能正常。

1. 推荐食物

• 蔬菜类：黄瓜、西红柿、苦瓜、冬瓜等，具有清热解暑、利尿消肿的作用。

• 水果类：西瓜、桃子、李子等，富含水分和维生素，有助于消暑解渴。

• 粥汤类：绿豆汤、酸梅汤等，既能补充水分，又能清热解暑。

• 饮品：适量饮用淡茶水或柠檬水，提神醒脑，促进消化。

2. 注意事项

• 避免食用过于油腻和辛辣的食物，以免加重胃肠负担。

• 注意个人卫生，防止蚊虫叮咬和感染。

三、秋季孕期饮食调理

秋季气候干燥，孕妇需注重润肺养阴、健脾益胃，为即将到来的冬季储备能量。

1. 推荐食物

• 蔬菜类：南瓜、莲藕、山药、白菜等，具有润肺止咳、健脾开胃的功效。

• 水果类：苹果、梨、柿子等，富含果胶和纤维素，有助于润肠通便。

• 粥汤类：百合莲子粥、银耳红枣汤等，能够滋阴润肺、养血安神。

• 肉类：适量食用猪肉、牛肉等，补充优质蛋白质和铁质。

2. 注意事项

• 避免食用过于寒凉的食物，如螃蟹、甲鱼等，以免影响脾胃功能。

• 保持室内空气湿润，防止皮肤干燥和呼吸道不适。

四、冬季孕期饮食调理

冬季气候寒冷，孕妇需注重温补肾阳、益气养血，增强身体抵抗力，为分娩做好准备。

1. 推荐食物

• 蔬菜类：胡萝卜、白萝卜、土豆等，富含维生素和矿物质，有助于提高免疫力。

• 水果类：橙子、柚子等，富含维生素 C，有助于预防感冒。

• 粥汤类：羊肉汤、鸡汤等，具有温补肾阳、益气养血的作用。

• 坚果类：适量食用核桃、杏仁等，补充不饱和脂肪酸和蛋白质。

2. 注意事项

• 避免食用生冷食物，以免损伤脾胃阳气。

• 注意保暖，防止感冒和其他呼吸道感染。

第十三章 中医理论指导产后饮食调理

产后饮食调理是每位新妈妈恢复身体、促进乳汁分泌的重要环节。中医理论强调饮食调养的重要性，认为通过合理的饮食搭配，可以调和气血、增强体质。产后饮食调理的一般原则有以下五点：

1. 温食为益

中医认为产后饮食应以“温”为度，避免寒凉之品损伤脾胃，影响气血生化及乳汁产生。同时，也不宜食用大热之物，以免破血下行，加重津液流失。

2. 清淡易消化

产后脾胃虚弱，饮食应以清淡、易消化为主，避免过于辛辣、油腻、刺激的食物。选择富含营养、易于消化的食物，如鸡蛋、小米粥、蔬菜、水果等。

3. 少食多餐

产后身体虚弱，消化能力较弱，应采取少食多餐的饮食方式，以减轻胃肠负担，促进营养吸收。

4. 多喝水

产后血液大量流失，需要充分补水以补充体液。多喝水有助于排尿、防止便秘，同时也有助于哺乳和恢复身体健康。

5. 因人施膳

不同体质的产妇在饮食调理上应有所区别。寒性体质的产妇宜食温补食物，热性体质的产妇则宜食清淡降火的食物。

一、春季产后饮食调理

春季气温渐暖，万物复苏。新妈妈应多食用时令蔬菜，如菠菜、莴笋、苋菜等，以补充维生素和膳食纤维，促进消化、增进食欲。主食上可选择小米粥、炖乌鸡、清蒸鱼等，搭配时令水果，保持体力，消除春困。忌吃生硬、辛辣刺激、咸酸的食物。

二、夏季产后饮食调理

夏季炎热多雨，新妈妈要注意防暑降温，保持室内通风。饮食上应以清淡为主，多喝白开水，补充流失的水分。可选择红豆、银耳汤水、红枣粥、小米粥等，既能排毒养颜，又能清热解暑。切记不可贪凉吃冷饮，避免辛辣刺激性食物。

三、秋季产后饮食调理

秋季气候干燥，是滋补的好时节。新妈妈应多吃滋补类食物，如花生炖猪脚、山药木耳排骨汤、猪肝粥等，以补气健脾、促进消化、强身健体。同时，多吃时令蔬菜如黄花菜、黄瓜等，补充维生素。百合、银耳、芝麻等有助于对抗秋季干燥。忌食寒冷辛辣食物。

四、冬季产后饮食调理

冬季寒冷干燥，新妈妈要注意保暖，并适当吃些营养好、热量高的食物以抵御寒冷。可多吃富含维生素C的食物，如柠檬、柚子等，预防流感。饮食上以补气补血为主，如党参枸杞子炖鸡、红枣糖水、小米大枣粥等。忌吃寒性食物和饮酒御寒。

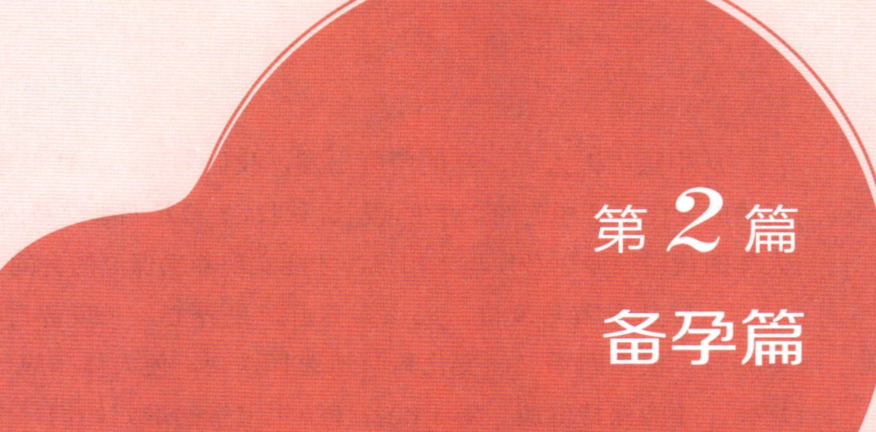

第 2 篇
备孕篇

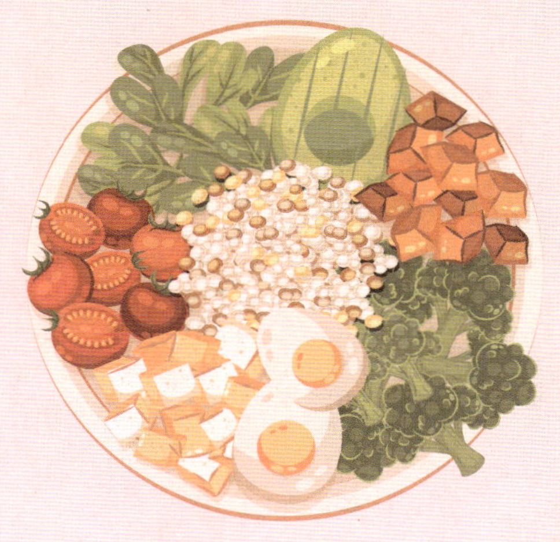

从中医“天人合一”的角度出发，我们知道，人体健康是与四季气候的变化紧密相连的。春生，夏长，秋收，冬藏是四季交替的自然规律，人体的代谢规律也必须与之相符，才能实现养生保健的目的。

所以从季节角度讲，应该春养肝，夏养心，长夏养脾，秋养肺，冬养肾。根据四季气候变化科学地选择饮食，使人体顺应气候变化的规律，才能保持健康。对于准备怀孕生宝宝的准妈妈们，更要在这关键时期，合理选择饮食，平衡自身的偏性，为正常怀孕、生产奠定坚实的基础。

备孕期——春季食谱

春季万物生发，人体阳气逐渐上升，体内的“肝气”也随之生发，肝属木，性喜“条达”，也就是说，它不喜欢被抑制，要让它能自由生长。因此，春季的饮食也应适应季节的变化，应多吃一些能够生发阳气的食物，如韭菜、香椿、豆芽之类。

早春时节，乍暖还寒，气温仍然较低，而人体对季节交变最为敏感，此时应多吃一些葱、姜、韭菜之类的偏温性食物，以祛寒暖阳，条达肝气。

仲春时节，肝气经过一段时间的生发，偏于亢盛，此时应“减酸为甘，以养脾扶阳”。此时生发阳气的食物，如韭菜等应适度减少，以免导致肝气过亢。

晚春时节，气温已接近夏季，为了顺利地进入夏季做准备，饮食方面应逐步转为清淡、滋阴为主。

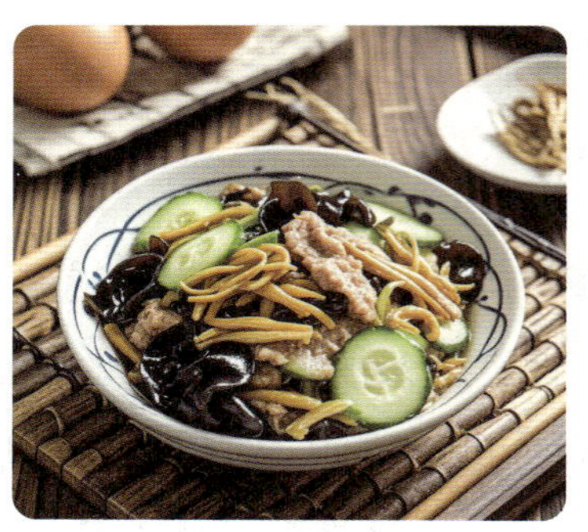

功效：黄花菜味甘性平，具有利膈，清热，养心，解忧释忿，醒酒，除黄的功效。

适宜人群：一般人群均可适量食用。

饮食禁忌：皮肤瘙痒症患者谨慎食用，木须肉中的黄花菜含有秋水仙碱，食用过量容易引起食物中毒；黄花菜性凉，不宜与寒性食物如柿子、苦瓜、西瓜等同时食用，以免加重肠道和脾胃的负担，导致腹泻、胃痛等不适症状。

材料：干黄花菜 25g，干木耳 25g，猪瘦肉 100g，鸡蛋 2 颗，黄瓜 50g。

调料：盐，葱，姜，生抽，料酒，淀粉。

做法：

1. 黄花菜与木耳提前半小时用温开水泡发；
2. 泡发好的木耳撕小朵，黄花菜切为两段，黄瓜斜刀切片；
3. 猪肉切片，放入碗中，加入适量料酒、生抽、盐、淀粉抓匀，腌 10 分钟；
4. 鸡蛋打散，炒熟捞出备用；
5. 起锅，加少许油，放入葱段、姜片爆香，下入肉片划散翻炒至变色；
6. 放入黄花菜、木耳，加适量生抽、料酒，略微翻炒；
7. 最后放入黄瓜、鸡蛋，炒至黄瓜断生，加适量盐，翻炒均匀，出锅即可。

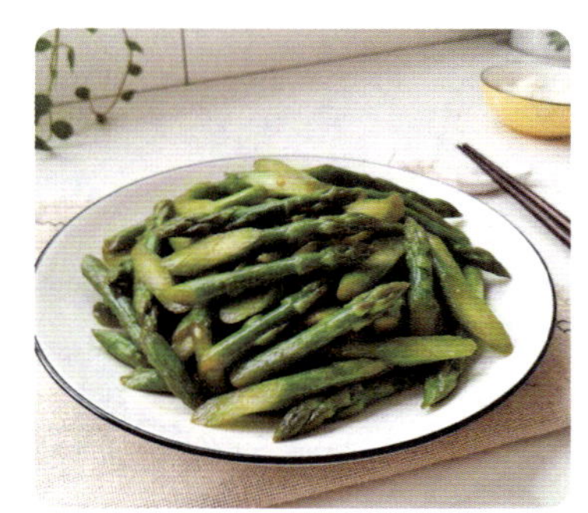

清炒芦笋

功效：芦笋味甘性寒，具有清热解毒，润肺止咳，祛痰的功效。芦笋中的叶酸对于胎儿的神经系统发育至关重要。孕妇适量食用芦笋，能够补充足够的叶酸，降低胎儿神经管畸形的风险，同时还能摄取其他丰富的营养物质，促进自身和胎儿的健康。芦笋中的胡萝卜素预防干眼症和夜盲症。芦笋中的叶黄素和玉米黄素能够过滤有害的蓝光，保护视网膜免受损伤，降低患白内障和黄斑变性的风险。

适宜人群：孕妇，中老年人，对糖尿病、心血管病等患者有益。

饮食禁忌：脾胃虚寒者、尿酸代谢异常者慎食。

材料：芦笋 200g。

调料：姜，花椒粉，盐，生抽。

做法：

1. 将芦笋洗净斜刀切成小段；姜切末备用；
2. 起锅，锅内加少许油，油热后加入花椒粉、姜末爆香；
3. 加入芦笋翻炒至熟，加适量生抽，盐调味即可。

黑豆芽炒牛肉

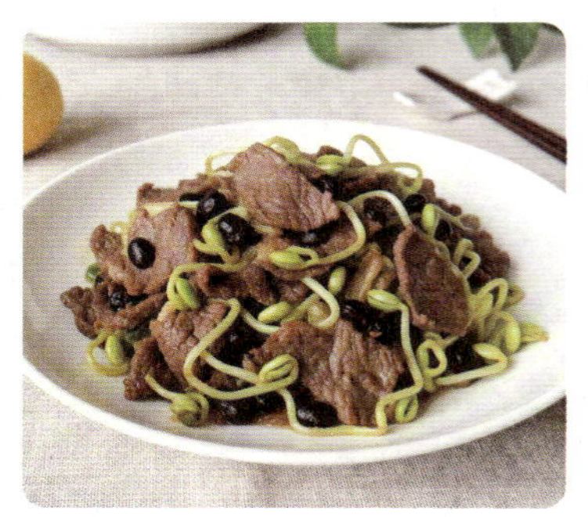

功效：黑豆芽味甘性平，具有补脾胃，强筋骨，益气血，清热利湿的功效。

适宜人群：体质虚弱、脾胃虚弱、湿热体质者。

饮食禁忌：虽然黑豆芽和牛肉都含有丰富的营养，但体质虚弱的人不宜多吃，以免加重脾胃负担；黑豆芽属于寒凉食物，脾胃虚寒的人食用后可能会引起肠胃不适，应慎食。

材料：黑豆芽 300g，牛肉 100g。

调料：花椒粉，蒜末，葱末，盐，生抽，白糖，生淀粉。

做法：

1. 黑豆芽洗净，沥干备用；
2. 牛肉切成薄片，加入适量花椒粉、生抽，用淀粉腌制备用；
3. 锅中放少许油，加入蒜末爆香；
4. 下入腌好的牛肉，小火炒至变色后盛出；
5. 锅内加少许油，放入葱末爆香；
6. 放入黑豆芽大火翻炒，加入适量盐、糖及生抽；
7. 黑豆芽将熟时将炒好的牛肉倒入，翻炒片刻，勾芡出锅即可。

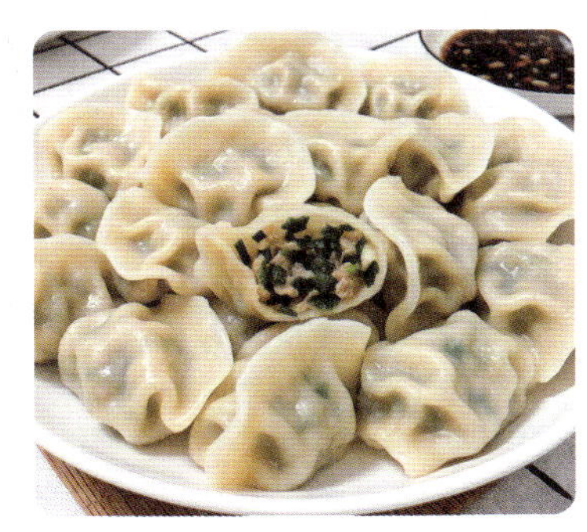

功效：韭菜在中医理论中被称为“起阳草”，具有补肾助阳的功效。韭菜富含纤维素，能刺激肠胃蠕动，促进消化，有助于预防便秘和肠胃疾病。同时，韭菜还具有温中开胃的作用，能够增进食欲，帮助消化。

适宜人群：肾阳不足者，如畏寒肢冷、腰膝酸冷、神疲乏力等症状。

饮食禁忌：韭菜忌与薤（藠头）同食，多食昏神。凡阴虚内热及疮疡，目疾，疟疾，皮肤有疮，出痧出痘后均应忌食。另外在服用中药期间，一般不建议吃韭菜馅饺子。因为韭菜属于辛辣刺激性食物，同时也属于发物，可能会降低药效、影响治疗效果或导致旧疾复发、新病增重。

材料：面粉300g，韭菜500g，猪肉馅200g（肥瘦比例3：7）。

调料：姜，盐，生抽。

做法：

1. 面粉用温水和好后，盖上保鲜膜醒半个小时；

2. 韭菜洗净后再切成碎末，放入盆中，加入适量香油拌匀（此步骤可防止韭菜出汤）；

3. 姜切成细末后，拌入肉馅中，加适量生抽、料酒、盐，沿一个方向搅打上劲；

4. 将韭菜和肉馅混合，搅拌均匀；

5. 将醒好的面擀皮，包好饺子；

6. 锅中放足量水，烧开后下入饺子。中间沸腾时可采用点凉水的方法，这样煮出的饺子更好吃。至饺子全部膨胀浮起，捞出即可。

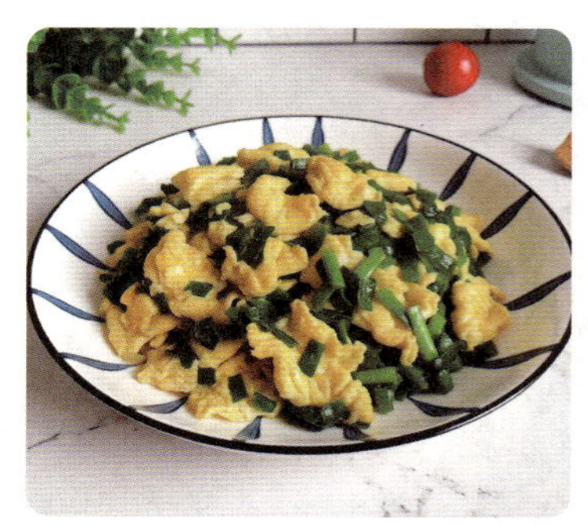

功效：韭菜味辛、甘，性温，具有暖胃补肾，下气调营的功效。鸡蛋味甘性平，具有补血，安胎，镇心，清热，开音，止渴，濡燥，除烦，解毒，息风，润下，止逆的功效。

适宜人群：韭菜炒鸡蛋具有温肾暖腰的功效，适合肾虚、腰膝酸痛的人群食用；能够增强消化功能，促进肠道蠕动，适合消化不良、便秘者食用。

饮食禁忌：患有眼科疾病，疟疾，疮病，出痧出痘后均应忌食。鸡蛋多食动风、阻气，有外感及疟疾，黄疸，疳积，痞满，肿满，肝郁，痰饮，脚气，痘疹等疾病者，皆不可食。

材料：韭菜 50g，鸡蛋 4 颗。

调料：盐。

做法：

1. 将韭菜洗净切成小段；

2. 鸡蛋打散，将切段的韭菜放入拌匀，加入适量的盐；

3. 热锅凉油，油烧至七成热，关小火，将鸡蛋糊倒入锅内，翻炒至鸡蛋嫩熟，出锅即可。

红枣发糕

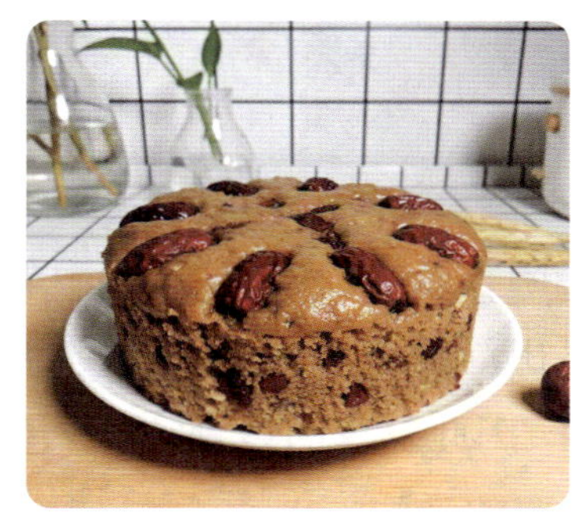

功效：红枣味甘性温，有补脾养胃，滋营充液，润肺安神，养血益气，补中，健脾胃的功效。

适宜人群：适合血虚引起的失眠、多梦、心悸等症状的人群食用；还适合脾胃虚弱、食欲不振、消化不良等症状的人群食用。

饮食禁忌：有宿疾、食积、便秘、脾胃虚寒、湿盛或脘腹胀满、虫牙龋齿、牙病作痛及痰热咳嗽的人群忌食，另外红枣发糕含糖量较高，糖尿病患者应谨慎食用。

材料：面粉200g，红枣8个，红糖30g。

调料：干酵母1g。

做法：

1. 将红枣洗净，在温水中浸泡5分钟，去核，切成碎末（应切得尽量碎，能使味道更好融合）；
2. 红糖用开水溶解，放凉；酵母用温水溶解；
3. 面粉放入盆中，先加入酵母水，然后分几次加入红糖水，搅拌成均匀的面糊；
4. 将红枣碎加入，搅拌均匀后发酵半小时，至体积为原来2倍左右；
5. 放入蒸锅蒸20分钟即可。

备孕期——夏季食谱

夏季阳气盛极，人体适应季节的变化，新陈代谢比其他季节都旺盛，由此容易出汗过多，而导致伤津耗气，而且夏季人体由于炎热，胃口往往不佳，因此夏季的饮食，应以清淡生津的食材为主，且要适当进补，以保护体内的元气。

夏季为了降暑，可以适当吃一些寒凉的瓜果，但切不可过量，否则会对脾胃造成伤害。

“冬吃萝卜夏吃姜”是我国民间的养生之道，《黄帝内经》明确指出“圣人春夏以养阳，秋冬以养阴”，夏季人们往往忽略对自身阳气的护养，过多贪食生食、凉食，此时，增加一些辛温的食物，能够很好地暖胃祛湿，祛风散寒，减少寒凉食物对人体的危害，保养自身的阳气。

夏季属火，是养心的好季节。可以适当吃一些苦味的食物，来补养心气，如苦菜、莲子等。养心的食物要以清淡为主，切忌油腻。

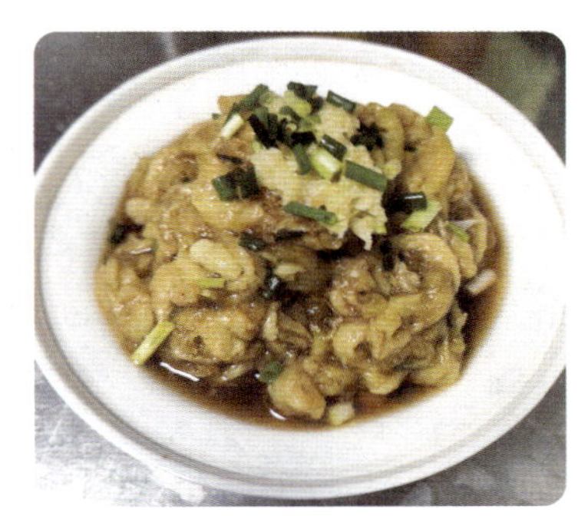

功效：茄子味甘性凉，具有活血，清热，消肿，止痛，消痈，杀虫，截疟，消肿，通便的功效。

适宜人群：蒜泥茄子适合大多数人群食用，特别是对于那些容易长痱子、生疮疖的人，以及中老年人、肥胖以及有高血脂和心血管疾病的人群。特别适合痔疮患者，可改善肛门的肿痛。

饮食禁忌：茄子性寒凉，脾胃虚寒、哮喘者不宜多吃，以免加重不适；便滑者忌之；手术前吃茄子可能会影响麻醉剂的正常分解，拖延患者苏醒时间，影响康复速度。

材料：茄子500g。

调料：盐，香葱，蒜，生抽，香醋。

做法：

1. 茄子洗净，去皮（长条茄子可不去皮），去蒂，切成粗段；蒜捣泥，香葱切末；

2. 蒸锅内放足量水，水开后放入茄子，蒸至闻到熟茄子的香味后，关火取出；

3. 将蒸好的茄条放入碗内，用擀面杖捣烂，倒掉多余的水分；

4. 加入蒜泥，适量的盐、生抽、香醋，拌匀，撒上香葱末即可。

绿豆糕

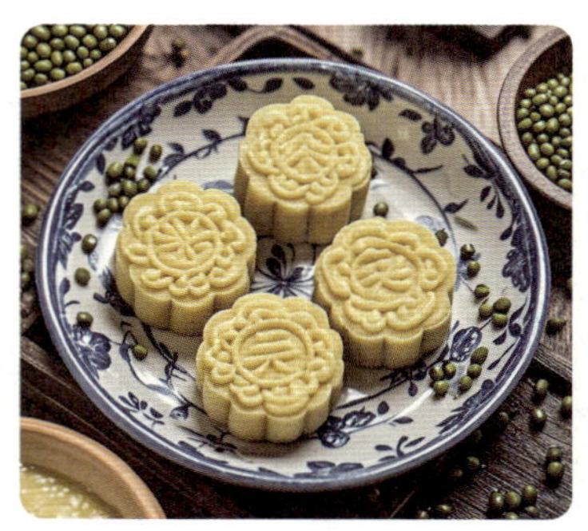

功效：绿豆糕有清热解毒，利水消肿，美容养颜，保肝抗过敏，解酒，解诸毒的功效。

适宜人群：有助于平衡体内热度，适合易上火、体质偏热的人群食用。

饮食禁忌：绿豆糕中含有一定的糖分，糖尿病患者食用过多可能导致血糖升高，不利于病情控制。孕妇、心脑血管系统疾病者、骨科疾病者、神经性疾病者、体虚寒者不宜多食、久食，特别是孕妇，过量食用绿豆糕可能导致身体不适或影响胎儿发育。

材料：绿豆 250g，黄油（或猪油）30g。

调料：白砂糖 40g。

做法：

1. 绿豆用清水浸泡 12 小时左右（完全浸透），然后用手把绿豆皮完全搓掉（也可省略该过程，只是稍微影响成品的美观度）；

2. 绿豆，完全沥干水分，放入蒸锅，大火蒸熟（闻到香味即可），然后关火，5 分钟后揭开锅盖取出；

3. 把蒸好的绿豆放入纱布中，用擀面杖把绿豆全部擀碎，成绿豆沙；

4. 锅底烧热，放入黄油，大概 4 成热时，放入白砂糖，不停搅拌，待糖熔化，锅里产生大量气泡时，放入绿豆沙，炒制均匀即可关火；

5. 做好的绿豆沙放凉后填入模具中，刻出形状即可。

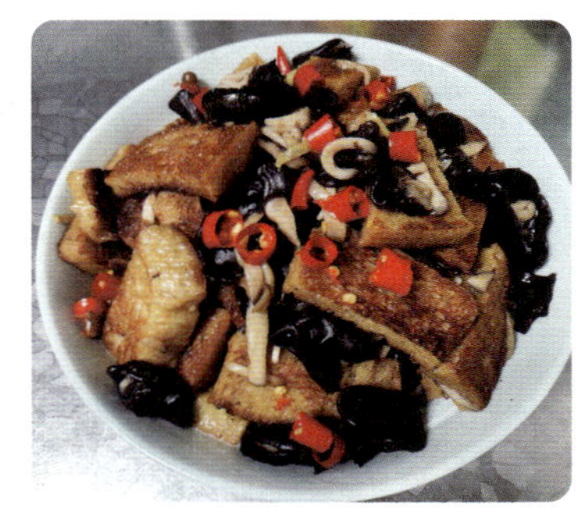

功效：面筋味甘性凉，具有解热、生津止渴、补血益气的功效；还具有安神除烦的作用，能够缓解因劳累、烦躁等引起的不适；适量食用面筋有助于强筋壮骨，提高身体素质。

适宜人群：适合一般人群食用。面筋作为一种高蛋白、低脂肪的食材，尤其适合素食者补充营养食用。

饮食禁忌：面筋不宜与蜂蜜、糖等同食，易糖基化形成有害物质，加速人体的衰老，增加患糖尿病、心血管疾病等的风险；面筋不易消化，消化不良的人群应少食；尿毒症患者忌食。

材料：面筋 200g，香菇 50g，黑木耳 50g。

调料：红椒，花椒，八角，姜丝，蚝油，冰糖，盐。

做法：

1. 面筋切小块，黑木耳泡发后择取老根撕片、香菇切丝备用；
2. 凉油放入花椒、八角、姜丝，慢火炸香；
3. 放入面筋块，小火煎炸至四面金黄；
4. 放入黑木耳、香菇翻炒；
5. 加入冰糖、蚝油、盐翻炒均匀；
6. 加入一小碗水，大火烧开；
7. 转小火慢炖收汁，撒入红椒圈炒匀即可。

凉拌荞麦面

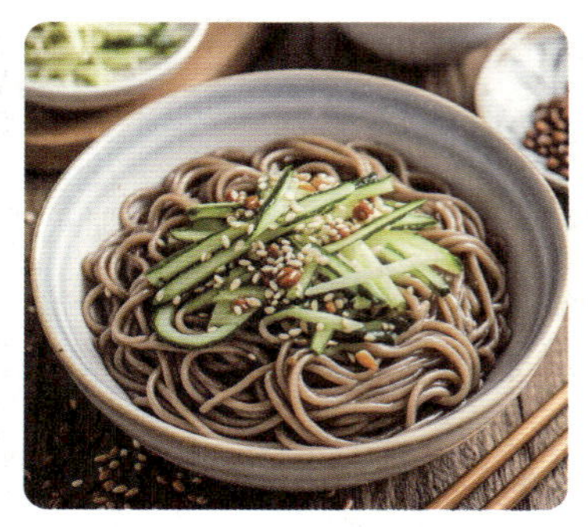

功效：荞麦面具有健脾消食，开胃通便，益气力，御风寒，炼滓秽，消积滞的功效。

适宜人群：凉拌荞麦面中的芦丁等成分有助于降低血脂和血压，适合高血脂、高血压患者食用；富含膳食纤维，有助于促进胃肠蠕动，改善消化功能，适合消化不良者食用；低脂、低盐、低热量，有助于增加饱腹感，减少热量摄入，适合需要减肥的人群食用。

饮食禁忌：脾胃虚寒者，消化功能不佳者应慎食。虽然荞麦面营养丰富，但过量食用也可能导致消化不良、腹泻等不适症状。

材料：荞面 150g，黄瓜 50g。

调料：熟白芝麻，蒜蓉，香油，香醋，生抽，糖，辣椒油。

做法：

1. 将黄瓜擦丝，撒少许盐腌渍 10 分钟后，控干水分备用；
2. 锅里加较多水烧开，放入荞麦面煮熟（中途不要盖盖子）；
3. 将煮好的荞面捞出，浸泡在凉水中；
4. 取蒜蓉、香油、香醋、生抽、糖拌匀成调味汁；
5. 将荞面捞出稍稍控干水分，加黄瓜丝、调味汁拌匀，上桌前撒上少许白芝麻即可。

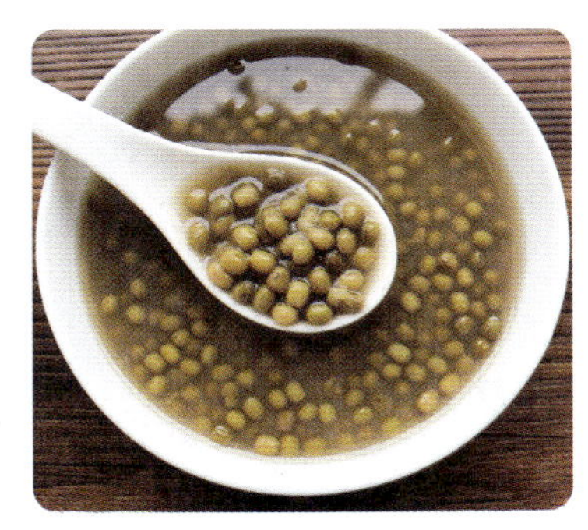

绿豆汤

功效：绿豆味甘性凉，能够直入心经、胃经，迅速清除体内的热毒，中医常用于治疗因热病引起的各种症状，如发热、口渴、咽喉肿痛等，煮食具有清胆养胃，解暑止渴，润皮肤，消浮肿，利小便的功效。

适宜人群：适合热性体质者，可以帮助减轻身体发热、口渴、便秘等症状；适合肠胃不适者，可以减轻肠道负担，帮助缓解腹泻、腹痛等症状；适合感冒人群，绿豆汤可以缓解感冒症状，如发热、喉咙痛等。

饮食禁忌：体质寒凉者，特别是脾胃虚寒、经常腹泻、四肢冰凉等人群，应避免过量饮用绿豆汤，以免加重体内寒气。绿豆汤性凉，空腹饮用可能会对胃黏膜造成刺激，引起胃痛、胃胀等不适感。建议在饭后一段时间再饮用绿豆汤。经期女性不宜饮用。

材料：绿豆 50g。

调料：冰糖。

做法：

1. 绿豆洗净；
2. 锅内加足量水，烧开后加入绿豆，转小火；
3. 待绿豆出沙后，加入适量冰糖，关火，放凉即可。

腊八蒜烧肚条

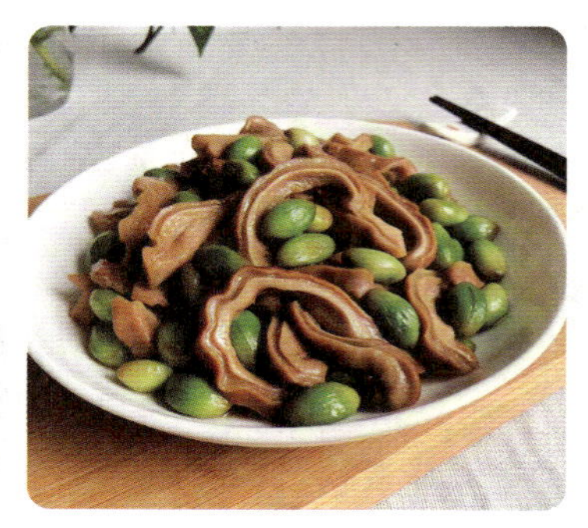

功效：熟蒜味甘性温，具有除寒湿，辟阴邪，下气暖中，消谷化肉，破恶血，攻冷积的功效。猪肚味甘性温，具有补胃，益气，充饥，退虚热，杀劳虫，止带浊，散瘕积聚的功效。

适宜人群：猪肚和腊八蒜都具有健脾胃、促消化的功效，适合脾胃虚弱、消化不良的人群食用；腊八蒜的杀菌消毒作用有助于增强身体免疫力，预防感冒，适合易感冒的人群食用。

饮食禁忌：大蒜会昏目损神，不宜多食。凡阴虚内热、胎产、出痧出痘、时病、疮疟、血证、目疾，口、齿、喉、舌诸患，都应忌食。猪肚在外感未清时，以及胸腹痞胀者，均应忌食。

材料：猪肚 1 个，腊八蒜 20 瓣。

调料：花椒粉，姜末，酱油，料酒，盐。

做法：

1. 猪肚用葱叶、盐里外抓洗干净，去掉里面白色油筋，外皮用刀刮掉黏液；

2. 处理干净的猪肚，在沸水中焯烫几分钟，将水倒掉，再次加水没过猪肚，加适量料酒、葱段、姜片，煮至猪肚全熟后捞出晾凉；

3. 猪肚切成小段，彩椒切小段备用；

4. 起锅，倒入少量油，放入花椒粉，姜末爆香，倒入猪肚和腊八蒜翻炒 3 分钟，倒入彩椒，加入适量酱油、料酒，继续翻炒 2 分钟，加入适量盐，勾芡出锅即可。

蒜苗烧豆腐

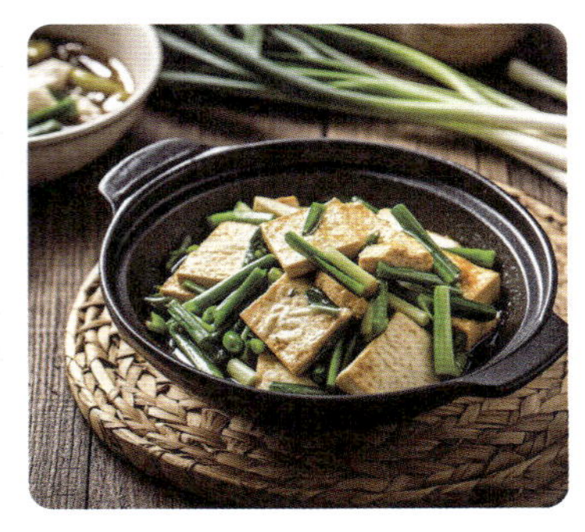

功效：豆腐味甘性凉，具有清热，润燥生津，解毒，补中，通便，降浊的功效。蒜苗味甘性温，具有除寒湿，辟阴邪，下气暖中，消谷化肉，破恶血，攻冷积的功效。

适宜人群：蒜苗有润肠通便作用，适合有便秘困扰的老人、爱美女士及素食主义者；还对心脑血管有一定的保护作用，适合老年人食用。

饮食禁忌：蒜苗含有辛辣成分，过量食用可能引起胃肠不适，如腹胀、腹痛等消化不良症状；蒜苗虽好但也不宜过量食用，尤其肝功能不好者更要慎用，以免增加肝脏负担；肾功能不好和嘌呤偏高者不适合食用豆腐，因为豆腐中含有较多的蛋白质和嘌呤。

材料：北豆腐300g，蒜苗50g。

调料：盐，葱，生抽，淀粉。

做法：

1. 豆腐切块，用淡盐水浸泡。蒜苗洗净切段备用，葱切末；
2. 起锅，放少量油，放入葱花爆香；
3. 倒入豆腐，加入适量生抽、盐，小心翻炒片刻；
4. 倒入适量清水，大火烧开后转中火烧5分钟；
5. 加入蒜苗，炒至蒜苗变软后，用湿淀粉勾芡，出锅即可。

芹菜炒肉丝

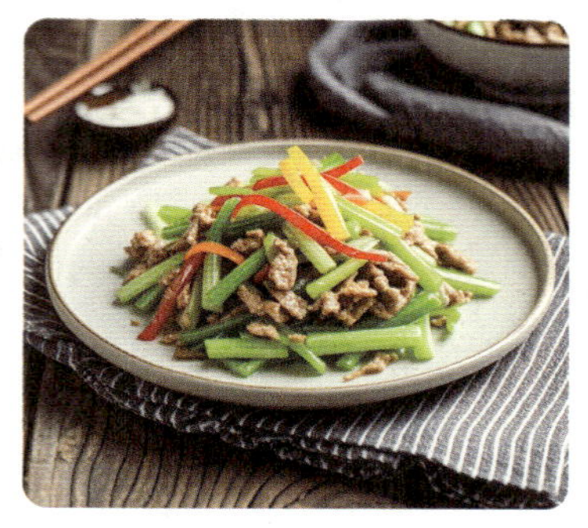

功效：芹菜味甘性凉，具有清胃、涤热、祛风，利口齿、咽喉、头目的功效。

适宜人群：芹菜有助于降低血压、血脂，适合有高血压、高血脂的人群食用；具有清热平肝、利湿降火的功效，适合肝火旺盛者食用。

饮食禁忌：芹菜性凉，脾胃虚寒者不宜多食；芹菜具有润肠通便的作用，大便溏薄者食用后可能加重腹泻症状；血压偏低者慎食。芹菜中含有胡萝卜素，醋会导致胡萝卜素分解，降低芹菜的营养价值，因此不宜与醋同食。芹菜虽益处多，营养丰富，也不宜大量食用。

材料：芹菜 250g，猪瘦肉 100g，彩椒 30g。

调料：盐，花椒粉，淀粉，生抽，料酒。

做法：

1. 芹菜去根洗净，摘筋，切成段，彩椒切丝，猪肉切丝备用；

2. 肉丝放入碗中，加适量花椒粉，生抽，盐，油，抓匀码味 10 分钟左右；

3. 起锅，加适量油，油七成热后，加入肉丝划散，中火翻炒，待肉丝变色后烹入适量料酒；

4. 加入芹菜及彩椒丝，迅速翻炒至闻到芹菜香味，关火，加适量盐，搅拌均匀，出锅即可。

备孕期——秋季食谱

秋季处于阳消阴长的阶段，此时人体也应顺应这一变化规律，进入保养阴精的阶段。

秋季风高气躁，属金，而金气杀伐之力最大，金在脏为肺，而肺为娇脏，很容易被秋季的金气所伤，因此，秋季的饮食，首先要以滋阴润燥为主，以抵抗自然界的刑金之气。

入秋的饮食应以甘润为主，多吃一些百合、银耳之类能润肺的食物，同时减少葱、姜等辛辣食物。

中秋时节，食物应少辛增酸，以防止金气过盛而对肝有所损伤。同时，在晚秋时节，应适时开始进补，为冬藏做好准备。

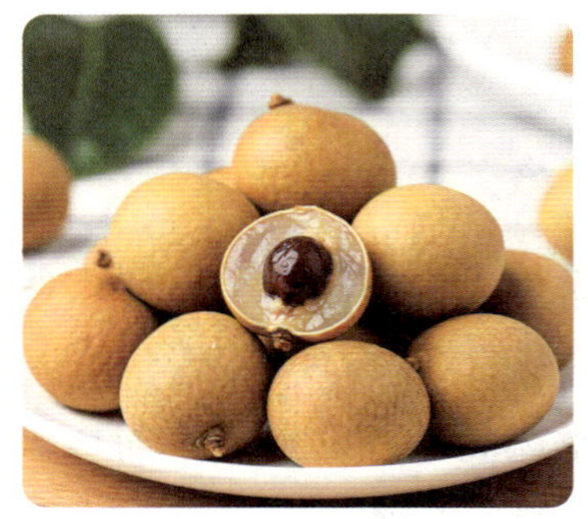

功效：桂圆味甘性温，具有补益心脾，养血定神，健脾开胃，滋营充液的功效。

适宜人群：脾胃虚弱、食欲不振、失眠、健忘、年老体弱者；桂圆中含有丰富的铁元素，适量食用可以补充铁，缓解贫血症状，适合女性备孕期食用。

饮食禁忌：外感未清，内有郁火，饮停气滞，胀满不饥等均忌食桂圆。过量食用桂圆可能导致血糖升高，且桂圆性温，易上火，故不宜多食。

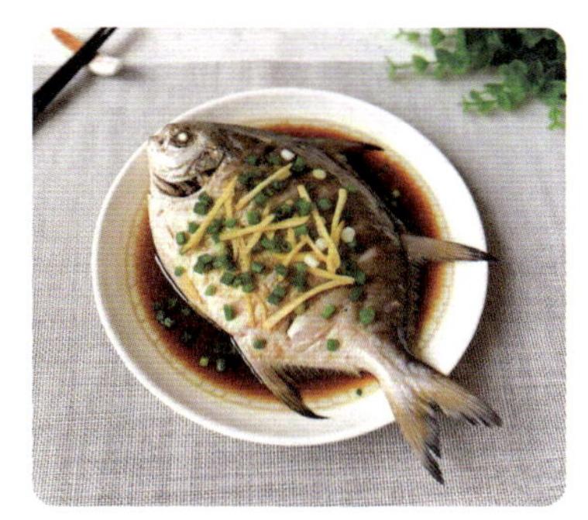

功效：鲳鱼味甘性平，归脾、胃经。具有补胃益精，益气养血，滑利关节、柔筋利骨，护眼明目的功效。

适宜人群：鲳鱼能够补充气血，增强体质，适合久病体虚、气血不足的人群食用；能够调和脾胃，促进消化，适合消化不良、脾虚泄泻的人群；有助于关节的润滑和筋骨的强健，适合筋骨酸痛、四肢麻木的人群。

饮食禁忌：鲳鱼属于发物，有慢性疾病和过敏性皮肤病的人不宜食用，鲳鱼多食易发疥、动风。不宜与羊肉同食；不宜与含鞣酸多的水果食物同食，如柿子、石榴、葡萄等。

材料：鲳鱼 1 条。

调料：葱，姜，料酒，生抽。

做法：

1. 鲳鱼去鳞，去鳃，去内脏，洗净后，两面斜打花刀；葱、姜切丝备用；

2. 用适量的盐和料酒均匀涂抹鱼身和肚子里面，再分别在鱼身，肚子里面放入葱、姜丝，腌制 15 分钟；

3. 腌好的鱼撒适量生抽，上锅蒸 8 分钟即可。

附注：清蒸做法简单，含油少，是非常健康的吃法。

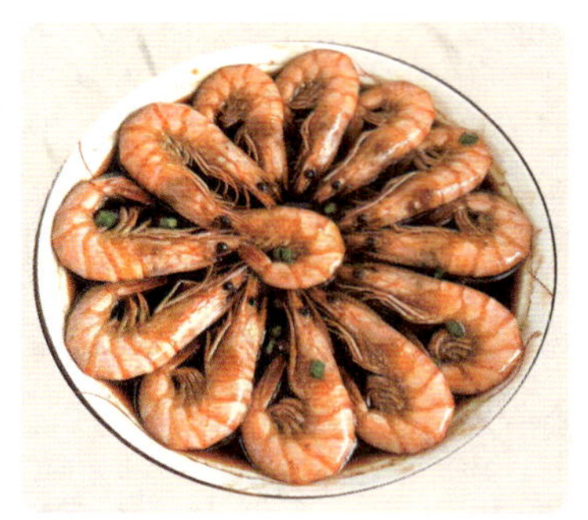

功效：虾味甘性温，有微毒，具有补肾壮阳、益气滋阳、通络止痛，通乳抗毒，补胃气的功效。

适宜人群：大虾富含镁元素，对心血管系统有很好的保护作用，同时大虾还含有丰富的蛋白质等营养物质，适合孕妇和心血管疾病患者食用；适合气短乏力、饮食不思、面黄羸瘦、久病体虚的人群；适合肾虚阳痿、男性不育症、腰脚痿弱无力之人。

饮食禁忌：大虾为动风发物，可能加重皮肤疥癣的病情；还属于温热性食物，阴虚火旺者食用可能会加重火旺症状，宿疾者或正值上火之时食用也可能会加重病情。避免与浓茶同食。

材料：大虾 500g。

调料：葱，姜，生抽，香醋，料酒，酱油。

做法：

1. 大虾用剪刀逆向贴着头剪去虾枪，从开出的小口里掏出虾头里的沙包，用剪刀把虾背剪开，挑出虾线，洗净沥干；葱姜切丝备用；
2. 起锅，加适量油，烧至七成热转中火，下入姜丝煸炒 5 秒；
3. 接着下大虾煎炒至两面变红，开大火下葱丝一起炒 15 秒左右出香气；
4. 放料酒、酱油炒出香气，放适量白糖、盐炒匀，滴几滴醋提鲜去腥；
5. 加适量热水，中火盖盖焖 2 分钟，最后大火把汁收一下即可。

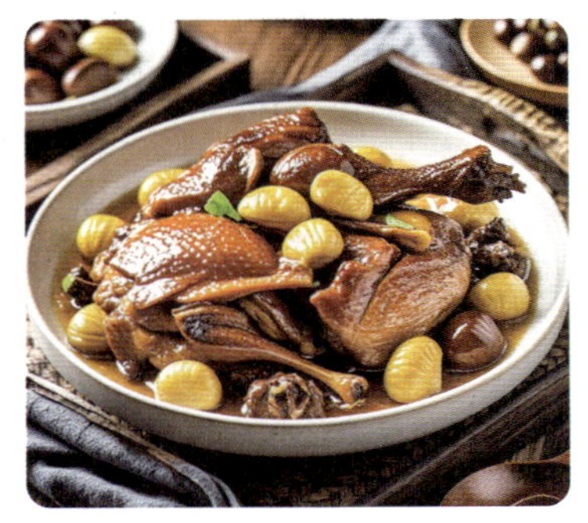

功效：鸭肉味甘性凉，具有补血行水，健脾补肾，清虚劳之热。板栗味甘性平，具有补肾，益气，厚肠，止泻，耐饥的功效。

适宜人群：适合体质虚弱、食欲不振、发热、大便干燥和水肿的人；板栗被誉为“肾之果”，适合肾虚引起的腰膝酸软、腰腿不利、小便增多等症状的人群，对症状有缓解作用。板栗中的不饱和脂肪酸、维生素等有助于防治心脑血管疾病，对中老年人有益。

饮食禁忌：鸭肉多食滞气、滑肠，凡阳虚脾弱，外感未清，患有痞胀，脚气，便泻，肠风的人群，都应忌食。板栗如果吃得太饱，会壅气伤脾。对患有痞满，疳积，疟疾，痢疾，瘰疬等病症的人群，以及产后，小儿，病后没有食欲，便秘的人群，都应忌食。

材料：鸭子半只，板栗200g，米酒150ml。

调料：葱，姜，蒜，八角，桂皮，盐，生抽，老抽。

做法：

1. 板栗放入开水里泡5分钟，然后捞起去皮；
2. 鸭子切块，焯水2分钟，捞出洗净沥干；
3. 起锅，加少许油，放入葱、姜、蒜、八角、桂皮，炒出香味，放入鸭块翻炒至表皮紧缩；
4. 放入适量生抽、老抽、盐，翻炒均匀；
5. 倒入米酒，适量清水，大火烧开后，转小火炖40分钟；
6. 加入板栗，翻炒均匀后盖盖焖20分钟，大火收汁即可。

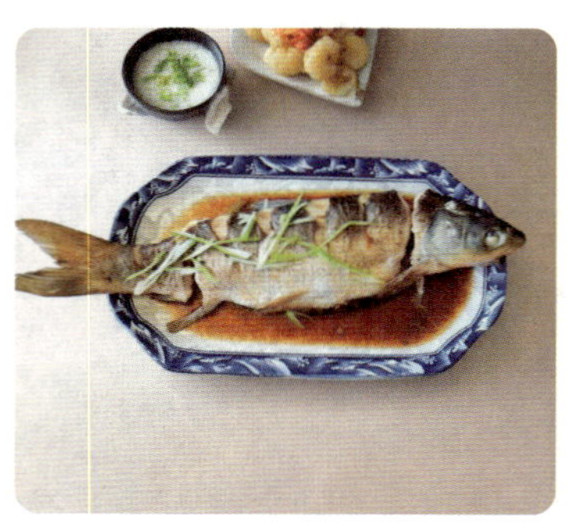

功效：草鱼味甘性温，具有滋补开胃，暖胃和中，平降肝阳，祛风除痹，抗衰老、养颜的功效。

适宜人群：草鱼营养丰富，味道鲜美，适合大多数人食用。草鱼性温，具有温中补虚的功效，适合体质虚寒、阳气不足的人群食用。

饮食禁忌：痛风患者和女性在生理期时应忌食。草鱼是动风发物，痔疮患者食用草鱼容易加重病情，不利康复。

材料：草鱼 1 条。

调料：葱，姜，料酒，生抽。

做法：

1. 草鱼去鳞，去鳃，去内脏，洗净后，两面斜打花刀；葱、姜切丝备用；
2. 用适量的盐和料酒均匀涂抹鱼身和肚子里面，再分别在鱼身，肚子里面放入葱、姜丝，腌制 15 分钟；
3. 腌好的鱼撒适量生抽，上锅蒸 10 分钟即可。

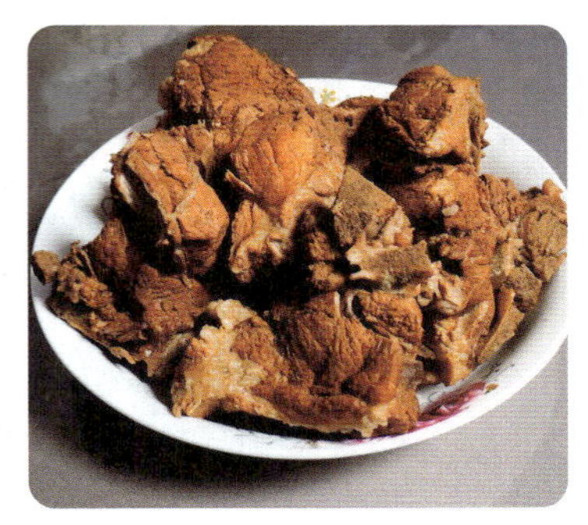

酱脊骨

功效：猪脊骨味甘性平，具有补钙助长，滋阴生津，养血健骨的功效。

适宜人群：一般人群均可食用，特别适合口腔溃疡、口角湿白、齿龈出血的患者；对于正在长个子的孩子和老人来说，猪脊骨是补钙助长的好选择。

饮食禁忌：湿热痰滞内蕴者慎食，肥胖、血脂较高者不宜多食。

材料：猪脊骨 1000g。

调料：葱，姜，香叶 2 片，花椒 30 粒，八角 4 粒，桂皮 1 小段，草果 1 粒，山柰 2 块，甘草 2g，料酒，老抽，生抽。

做法：

1. 猪脊骨剁成小块，用冷水泡 4 小时，中间换两次清水；葱切段，姜切片；

2. 锅中加入适量凉水，猪脊骨凉水入锅，加适量料酒，烧开，撇出浮沫，捞出猪脊骨，温水冲洗干净；

3. 放入调料包；

4. 另起一锅，放入猪脊骨和料包，加入足量热水，大火烧开后转小火，加入适量生抽、老抽、料酒、盐；

5. 炖大约 2 小时即可。

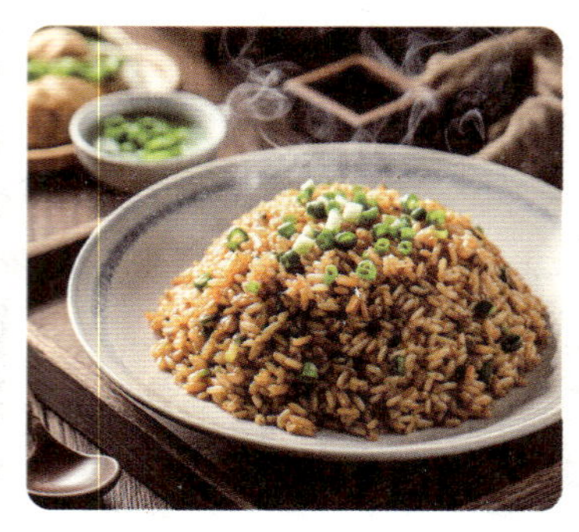

猪油炒饭

功效：猪油味甘性凉，具有润肺，泽槁濡枯，滋液生津，息风，化毒，杀虫，清热消肿，散痈通腑，除黄，滑胎，长发的功效。

适宜人群：猪油炒饭中的猪油能够滋阴补虚，适合体质虚弱、阴虚的人群食用；其具有润肠通便的功效，对于长期便秘、大便干结的人群有一定的改善作用。

饮食禁忌：外感诸病、大便滑泻者均忌。痰湿过重、舌苔厚腻者，过度肥胖者及心脑血管病患者均应慎食。

材料：隔夜饭 300g，猪油 20g。

调料：酱油，葱。

做法：

1. 葱切末备用；

2. 起锅，凉锅放入猪油，油热后，加入葱花爆香；

3. 加入米饭翻炒至均匀，倒入适量酱油，翻炒均匀，出锅撒葱末即可。

附注：猪油是我国传统上用来烹饪的主要油品之一，但近来由于国人普遍接受西方营养学的误导，给猪油罗列了无数的“罪名”，使得普通人都产生了猪油对健康很不好的错误认知。实际上，就其性质而言，猪油比大豆油、花生油都好得多，而且猪油是用来制作很多中式点心的必备材料。希望读者改变对猪油的误解，用好这一食材。

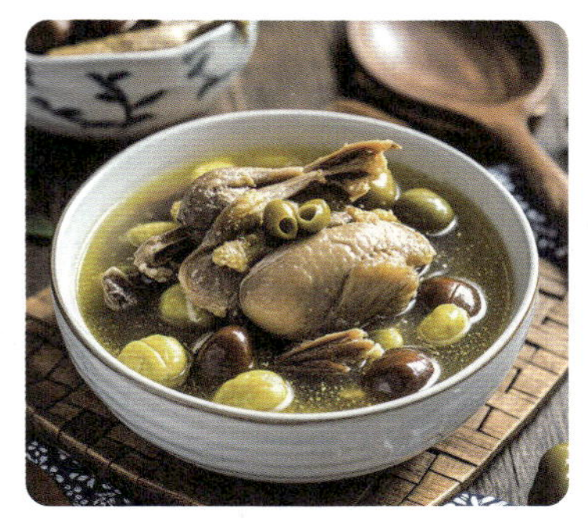

功效：板栗味甘性平，具有补肾，益气，厚肠，止泻，耐饥的功效。橄榄味酸、甘，性平，具有开胃生津，化痰涤浊，除烦止渴，凉胆息惊，清利咽喉的功效。鹌鹑味甘性平，具有和胃，消结热，利水，化湿，止疳、痢，除膨胀，愈久泻的功效。

适宜人群：板栗橄榄鹌鹑汤具有生津止渴的功效，适合阴虚内热、口渴多饮、小便次数多者食用。另外还适合营养不良、体虚乏力、贫血头晕、肾炎浮肿的患者食用。

饮食禁忌：虽然板栗橄榄鹌鹑汤具有滋补作用，但脾胃虚弱者、感冒发热者可能难以消化吸收其中的营养成分，应慎食。板栗摄入过多，会壅气伤脾。患有痞满，疳积，疟疾，痢疾，瘰疬等病症的人群，以及便秘的人群，都应忌食。

材料：鹌鹑1只，橄榄4粒，板栗肉5粒，胡萝卜1根。

调料：盐，姜，料酒。

做法：

1. 将橄榄洗净，用刀稍拍扁；板栗放入开水里泡5分钟，捞起去皮；红萝卜洗净去皮，切成长条；

2. 鹌鹑冷水下锅，加入适量料酒，水开后再焯1分钟，捞出冲净；

3. 将所有材料放入汤锅，加足量清水，大火烧开后转小火熬1个半小时，加入适量盐即可。

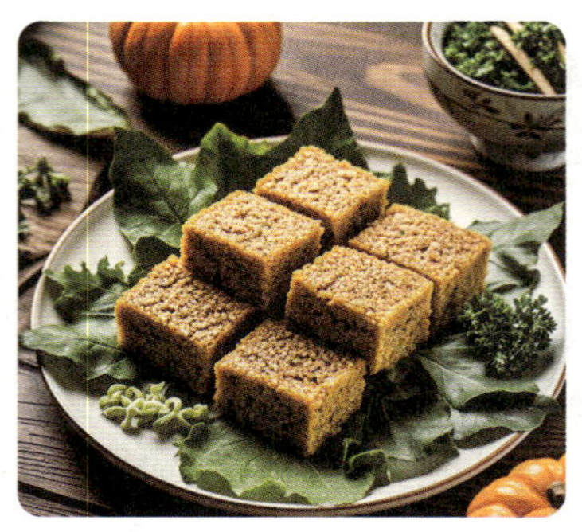

全麦南瓜糕

功效：南瓜味甘性凉，具有健脾养胃，补中益气的功效。

适宜人群：全麦南瓜糕口感软糯香甜，营养丰富，适合一般人群食用。尤其适合脾胃虚弱、消化不良的人群食用。

饮食禁忌：南瓜不可与羊肉同食。凡患流感，痞积，疟疾，黄疸，痢疾，胀满，脚气，痞闷，产后，出痧出痘都应忌食南瓜。

材料：南瓜 300g，南瓜子 30g，葵花子 30g，全麦面粉 150g。

调料：盐。

做法：

1. 南瓜洗净，削皮去子，切成薄片，蒸 20 分钟，至完全烂熟，取出后用勺子等器具捣成泥；

2. 将面粉、南瓜泥、葵花子、南瓜子放入一个较大的盆内，加适量水，搅拌均匀；

3. 将拌好的糊倒入合适的容器内，放入蒸锅，大火蒸 30 分钟；

4. 取出冷却后，切块摆盘即可。

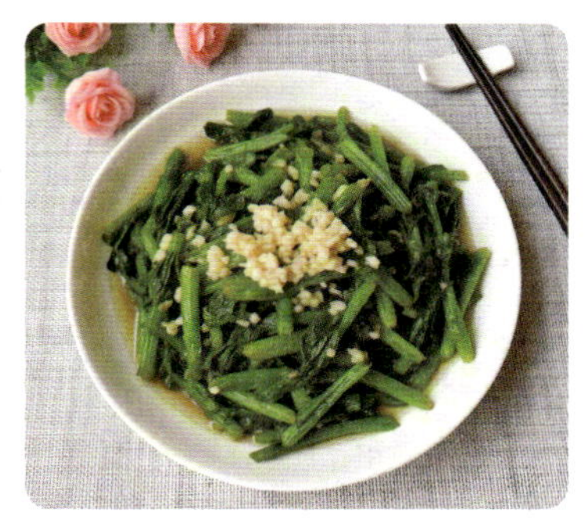

蒜蓉茼蒿

功效：茼蒿味甘、辛，性凉，具有消食开胃，调胃健脾，润肺化痰，清血养心，利二便的功效。

适宜人群：一般人群均可食用，尤其有助于降低血压，改善消化，适合老年人食用。

饮食禁忌：茼蒿辛香滑利，脾胃虚寒、大便溏泄、腹泻者应忌食。茼蒿一次不要食之过多，每餐50～100g为宜。因为茼蒿气浊，能助相火，多食可能动风气，熏人心，令人气满。

材料：茼蒿300g。

调料：盐，蒜末。

做法：

1. 茼蒿去根洗净，切长段备用；

2. 起锅，加少许油，放入蒜末爆香，加入茼蒿，适量盐，转大火，翻炒至完全变色，出锅即可。

附注：大叶茼蒿比小叶的性质更好。

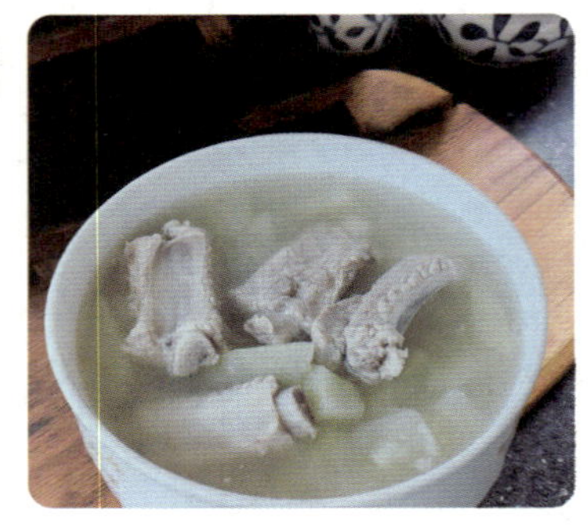

功效：木瓜味酸性平，具有调气，和胃，养肝，消胀，舒筋，息风，祛湿，润肺止咳的功效。排骨是优质的钙来源，经常食用可以补钙壮骨，有助于促进身体发育和预防骨质疏松。

适宜人群：青木瓜排骨汤是一道营养丰富的汤品，一般人群均可适量食用。尤其适合老年人或骨质疏松者食用。

饮食禁忌：木瓜多食患淋，因此不宜多吃。

材料：排骨 200g，青木瓜 300g。

调料：盐，葱，姜。

做法：

1. 排骨洗净，焯水 2 分钟，捞出沥干；
2. 青木瓜削皮，挖掉内囊，切滚刀块，焯水 1 分钟，捞出沥干；
3. 姜切片，葱切段；
4. 将所有食材加入汤锅，加适量清水，大火烧开后转小火，炖至排骨软烂，加入适量盐出锅即可。

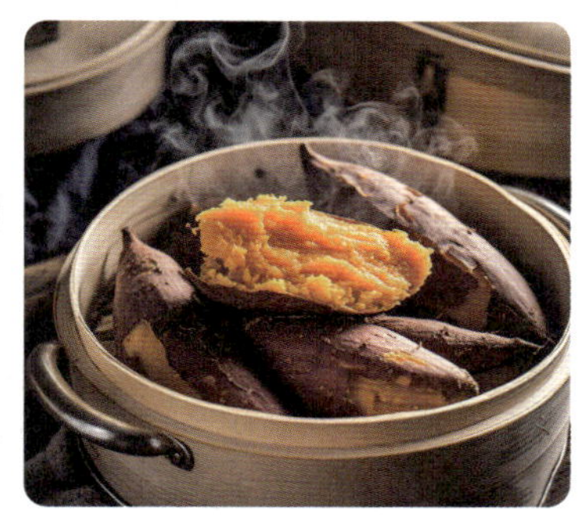

功效：红薯味甘性温，具有润肠通便，补脾胃，益气力，御风寒，益颜色的功效。

适宜人群：红薯营养丰富，一般人群均可适量食用。尤其适用于大便不通、需要补中益气者。

饮食禁忌：红薯中含有较多的淀粉和糖分，食用后容易加重脾胃负担，导致腹胀、腹痛、嗳气等症状加重。因此，糖尿病患者和气滞食积者应谨慎食用。另外，红薯在胃中会产生较多的胃酸，可能会刺激溃疡面，加重胃痛、反酸等症状，影响溃疡的愈合。因此，胃溃疡患者应谨慎食用。

材料：红薯 500g。

调料：无。

做法：

1. 红薯洗净，切去两头，个头较大的纵向切成两半；
2. 蒸锅放足量水，大火烧开后，放入红薯；
3. 大火蒸 5 分钟，改中小火继续蒸 20 分钟即可。

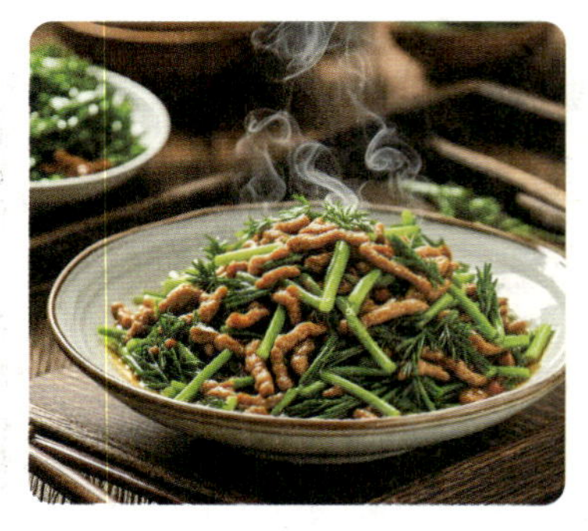

功效：茴香味辛、甘，性温，具有调中开胃，理气，止痛，温肾散寒的功效。

适宜人群：一般人群均可适量食用，尤其适合脾胃虚寒、消化不良、食欲不振者。

饮食禁忌：茴香性温，阴虚火旺者食用可能会加重体内热症，如口干、咽痛、便秘等症状。要适量食用，过量食用可能导致胃肠负担过重，引发不适。

材料：茴香300g，猪瘦肉50g。

调料：盐，酱油，蒜末。

做法：

1. 茴香去除发黄的枝叶，剪去根部，洗净后切成小段；

2. 猪肉切丝备用；

3. 起锅，加少许油，放入蒜末爆香，加入肉丝，小火炒至变色，加入酱油继续煸炒至将熟；

4. 倒入茴香段，稍加翻炒，加入适量盐，出锅即可。

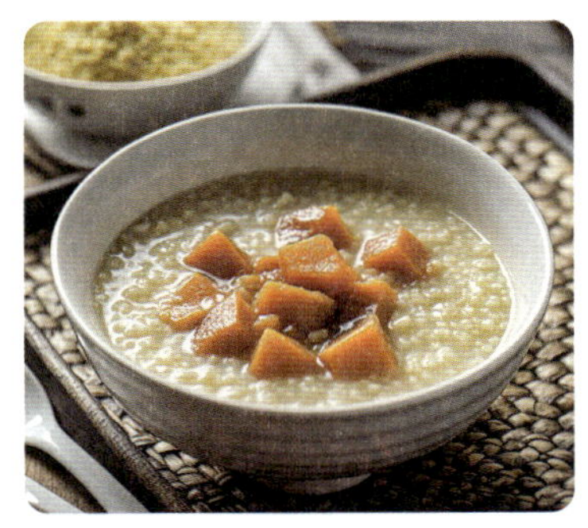

小米红薯粥

功效：红薯味甘性温，具有健脾养胃，益气力，御风寒，益颜色的功效。

适宜人群：适合精神压力大、紧张、乏力、脾胃虚弱、消化不良、脾虚便溏、气血不足、病后体虚者食用。

饮食禁忌：小米和红薯均属于偏寒凉性食物，气滞者食用可能会加重症状，体质虚寒、小便清长、泄泻者也需谨慎食用，以免加重身体不适症状。

材料：小米 100g，红薯 200g。

调料：无。

做法：

1. 小米用冷水泡发 1 小时沥干；
2. 红薯洗净去头，去皮后切成小块备用；
3. 锅中加入适量的清水，水开后加入小米，大火煮开后转小火炖煮半个小时；
4. 放入红薯块，继续用小火熬至粥浓稠，出锅即可。

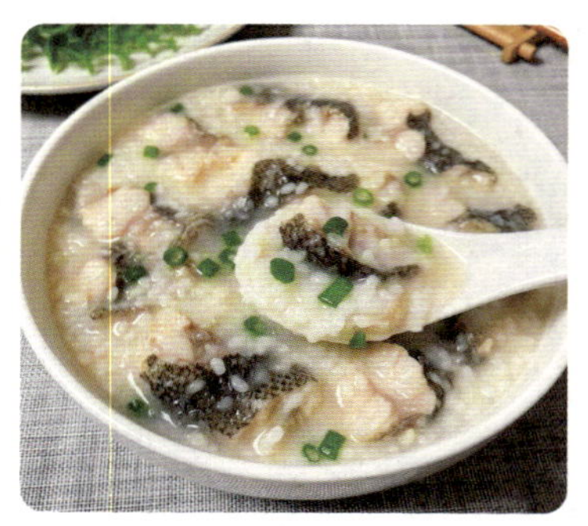

功效：青鱼味甘性平，具有益气补虚，开胃健脾，除烦满，化湿祛风的功效。

适宜人群：适用于体弱乏力、食欲不振、老年体衰、脚气湿痹、脾胃虚弱、气血不足、体倦少食、消化不良的人群。需要滋补调理、益智补脑、健脾养胃、养肝补肾的人也适宜食用。

饮食禁忌：青鱼忌与李子同食；青鱼忌用牛、羊油煎炸，也不可与荆芥、白术、苍术同食，以免产生不良反应。

材料：粳米 100g，青鱼 200g。

调料：葱，姜，盐，料酒，生抽，香油。

做法：

1. 青鱼去鳞，洗净取肉，切成薄片；葱、姜切丝备用；
2. 将鱼片放入碗内，加入适量盐、生抽拌匀，腌制 10 分钟；
3. 粳米按通常做法熬粥；
4. 至粥将成时，放入鱼片；
5. 等粥再次沸腾时，撒入葱、姜丝，淋香油即可。

备孕期——冬季食谱

冬季万物闭藏，人应顺应天时，不要轻易扰动阳气，不要在寒冷的室外裸露皮肤。

冬季，是一年四季中最为寒冷的季节，也是中医理论中“冬藏”的重要时期。对于正在备孕的女性而言，冬季的饮食调理尤为重要。中医讲究“天人合一”，认为人与自然界息息相关，通过合理的饮食调养，可以增强体质，提高受孕概率。

中医认为，冬季属水，主肾，肾藏精，为生殖之本。冬季备孕，应注重温补肾阳，养血调经，同时兼顾脾胃的调养。冬季备孕养生的基本原则是要顺应阳气的潜藏，敛阳护阴。饮食方面，顺应天时，应多吃一些温性的食物，以抵御严寒，但同时要注意适当地配合滋阴的食物，以符合《黄帝内经》“秋冬以养阴”的原则。同时备孕期间，应注重饮食的多样性，保证各种营养素的均衡摄入。蛋白质、维生素、矿物质等营养素对备孕女性尤为重要。

冬季寒冷，应避免食用生冷寒凉的食物，如冰淇淋、冷饮、生鱼片等，以免损伤阳气；辛辣刺激的食物会刺激肠胃，影响消化吸收，同时还会引起上火；高糖高脂肪的食物会导致体重增加，影响内分泌平衡，这些均不利于受孕。

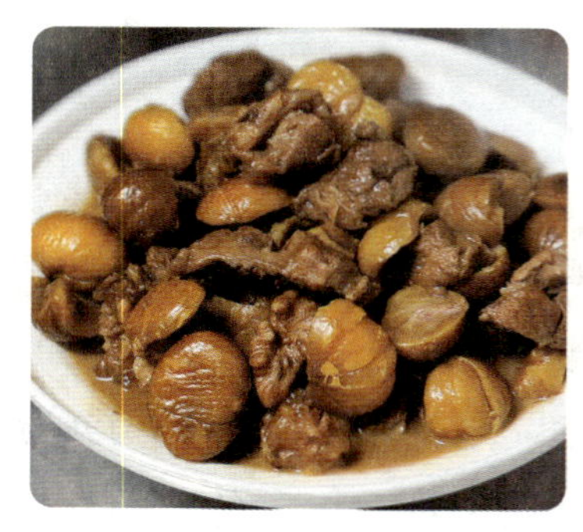

功效：羊肉味甘性温，具有暖中，温补气血，滋营，御风寒，生肌健力，利胎产，愈疝，止疼的功效。板栗味甘性平，具有补肾，益气，厚肠，止泻，耐饥的功效。

适宜人群：肾阳虚、脾胃虚弱者，尤其适合中老年人和妇女儿童。

饮食禁忌：羊肉不可同南瓜同食，令人壅气发病。羊肉多食动气生热，凡患流感，痞积，疟疾，黄疸，痢疾，胀满，咳嗽，癫狂，急性肠胃炎等病症，以及出痧，出痘，出疮，出疥等症，均应忌食。板栗如果吃得太饱，会壅气伤脾。对外感未去，患有痞满，痞积，疟疾，痢疾，瘰疬等病症的人群，以及产后，小儿，病后没有食欲、便秘的人群，都应忌食。

材料：羊肉200g，板栗300g。

调料：八角，香叶，葱，姜，生抽，料酒，核桃。

做法：

1. 羊肉切成小块，冷水下锅，焯2分钟后捞出沥干；

2. 起锅，锅热后加入适量油，放入八角、香叶、葱段、姜片，炒出香味后放入羊肉；

3. 小火翻炒至羊肉变色，加入生抽，料酒，核桃，翻炒均匀后，加入足量清水；

4. 大火烧开后转小火，炖30分钟后，加入板栗，放适量盐，大火烧开后转小火，盖锅盖焖至板栗软烂即可。

冬瓜盅

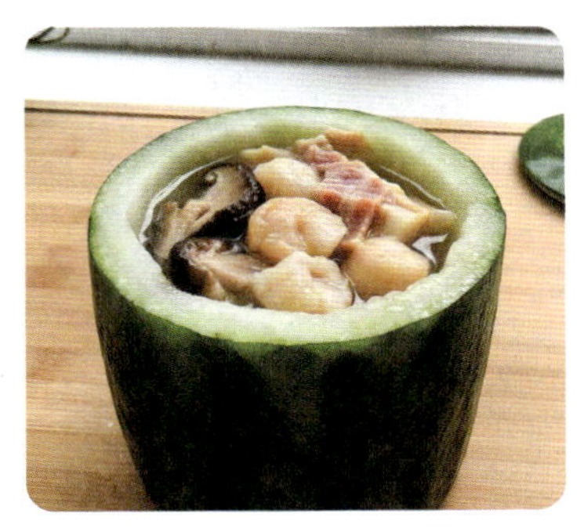

功效：冬瓜味甘性平，具有清热，养胃，生津，涤秽，除烦，消痈，行水的功效。

适宜人群：一般人群均可食用，尤其肾病、水肿、肝硬化腹水、癌症、脚气病、高血压、糖尿病、动脉硬化、冠心病、肥胖以及缺乏维生素C者宜多食。同时适合需要减肥和美容的人群。

饮食禁忌：脾胃虚弱、肾脏虚寒、久病滑泄、阳虚肢冷者忌食。

材料：冬瓜尾段1000g，海米50g，干扇贝10g，鲜香菇50g，猪肉50g，火腿15g。

调料：盐，姜，生抽。

做法：

1. 海米、扇贝提前30分钟温水泡发备用；
2. 冬瓜尾底部保持原状，洗干净，掏去瓤，将断面切出花纹状；香菇、猪肉、火腿切小丁；姜切片备用；
3. 起锅，放少许油，放姜片爆香，随后放入香菇、猪肉、火腿，加少许生抽，略微翻炒后关火；
4. 将所有食材放入冬瓜内，放入八分满的水，蒸锅蒸1小时左右即可。

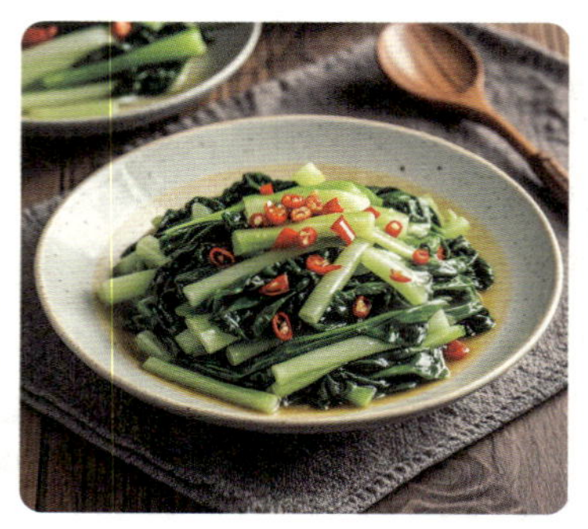

功效：芥菜味辛、甘，性温，具有开胃助消化，御风湿，补元阳，宣肺祛痰，和中通窍的功效。

适宜人群：适合寒饮咳嗽、胸膈满闷、痰滞气逆等症状的人群，阴虚体质和血瘀体质的人食用芥菜也适宜。

饮食禁忌：患有热性咳嗽、单纯性甲状腺肿、疮疡、痔疮、便血的人群不宜食用芥菜。

材料：芥菜 150g，大蒜 3 瓣（约 10g），小米辣两颗（约 5g）。

调料：食用油，盐，花椒。

做法：

1. 芥菜摘去老叶、洗净，用手折成小段，菜叶和菜秆分开；大蒜切片，小米辣切段。

2. 锅内倒入少许油，待油 3 成热时丢几颗花椒粒进去，然后将蒜片和小米辣也一并倒入，小火煸香。

3. 先将菜秆倒入煸炒，当菜秆炒至 5 成熟时，下芥菜叶转大火，一定要大火快炒。

4. 调入一点点盐翻炒三四下，当菜叶刚刚打蔫，马上关火出锅。

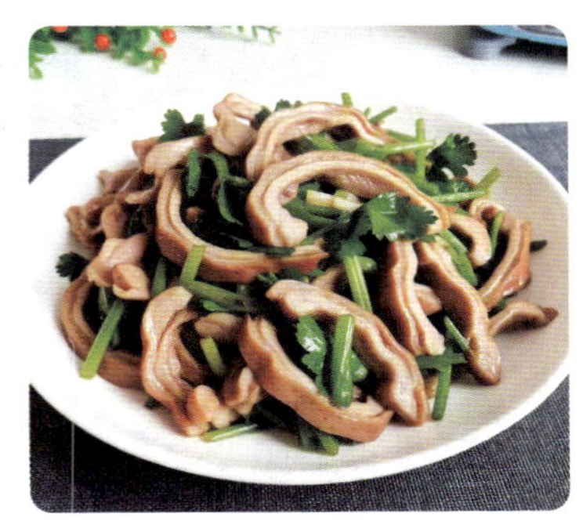

芫爆肚丝

功效：香菜（又名芫荽）性温、味辛，具有开胃醒脾、调和中焦、消食下气、发汗透疹的功效。猪肚性味甘、温，具有补胃，益气，充饥，退虚热，杀劳虫，止带浊，散瘕积聚的功效。

适宜人群：适合大多数人食用，尤其适合患风寒外感者、脱肛及食欲不振者，以及小儿出麻疹者。

饮食禁忌：香菜多食损目，凡病皆忌。猪肚在外感未清时，以及胸腹痞胀者，均应忌食。孕妇可适量食用香菜，但不宜大量食用，因为香菜有促进子宫收缩的作用，大量食用可能导致流产。

材料：猪肚1个，香菜200g。

调料：大葱，蒜末，姜片，盐，料酒，香醋，花椒粉。

做法：

1. 猪肚用葱叶、盐里外抓洗干净，去掉里面白色油筋，外皮用刀刮掉黏液；

2. 处理干净的猪肚，在沸水中焯烫几分钟，将水倒掉，再次加水没过猪肚，加适量料酒、葱段、姜片，煮至猪肚全熟后（用筷子可以轻松扎透）捞出晾凉；

3. 猪肚切成细丝备用，香菜洗净切成长段备用；

4. 用3份料酒，1份香醋，1份花椒粉，1份盐调成碗汁备用；

5. 起锅，油热后加入蒜末、葱丝爆香，加入肚丝翻炒30秒，加入香菜段，开大火，倒入碗汁，爆炒10秒后，关火出锅即可。

拔丝红薯

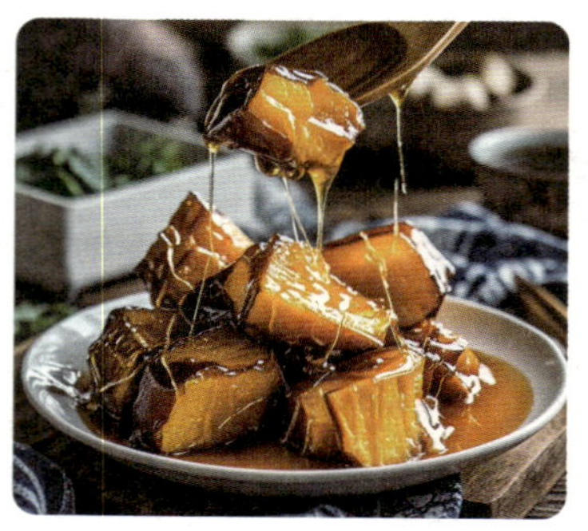

功效：红薯性平，味甘，具有健脾胃，益气力，滋补肾阴，御风寒，益颜色的功效。炒白糖具有安神，缓解焦虑的功效。

适宜人群：一般人群均适宜食用，尤其适合需要补充营养、改善肠道健康的人群。

饮食禁忌：红薯性大补，凡有流感，疟疾，痢疾，肿胀，便秘等证，都应忌食。

材料：红薯 500g，细砂糖 50g。

做法：

1. 红薯洗净去头削皮，切成滚刀块；

2. 锅里油烧至五成热，下锅炸红薯，将红薯炸至表面金黄，捞出沥油备用；

3. 另起锅，放少许油，油热后放入白糖，小火慢慢熬制，待糖全部熔化并冒小泡时，立刻关火，将炸好的红薯放入翻炒，让红薯均匀沾上糖浆即可；

4. 吃时趁热上桌，并随带一小碗凉水用来过凉。

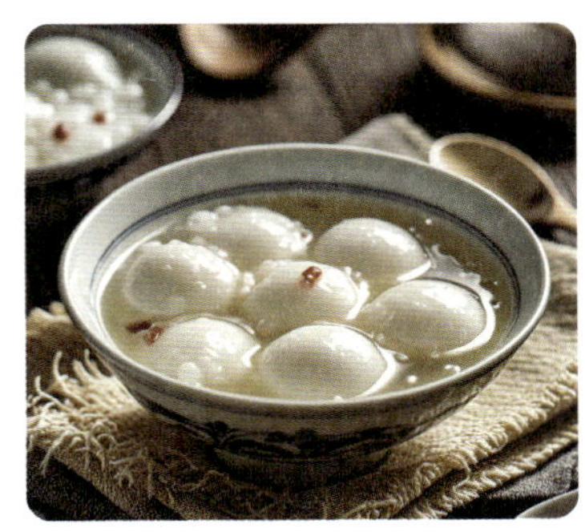

功效：酒酿味甘性温，具有加快代谢，补中益气，养颜补血，活血驱寒，助运化的功效。

适宜人群：适宜一般人群食用，尤其适合需要补充营养、改善脾胃功能的人群。对于体质偏寒、经常感到四肢发冷的人群来说，酒酿汤圆具有活血驱寒的功效，适量食用有助于改善体质。

饮食禁忌：酒酿多饮会助湿热，发风动疾，因此产后，患有出痧出痘，咽喉类，眼科，血液类，疮类，疟疾等疾病均应忌食。

材料：汤圆150g、酒酿200g，细砂糖50g。

调料：桂花酱。

做法：

1. 锅中加3碗水煮开，加入酒酿，至汤汁再次滚沸时，加入汤圆。
2. 煮至汤圆浮起，加糖煮融后，熄火即成。
3. 食用时可酌加2大匙桂花酱提味。

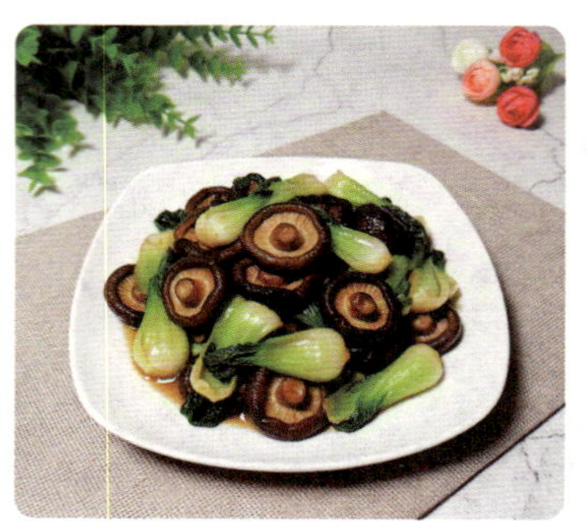

功效：油菜味辛、滑、甘，性温，具有活血化瘀，解毒消肿，强身健体，破结通肠的功效。香菇味甘，性平，具有健脾益气，开胃，解毒，抗肿瘤的功效。

适宜人群：一般人群适宜食用，尤其适合需要补充营养、增强免疫力、改善肠道健康的人群。

饮食禁忌：油菜发风动气。有痼疾的人群，产后，以及患有腰脚口齿类疾病，出痧、出痘，疮病，目证，流感的人群，都应忌食。香菇性能动风，在出痧、出痘后，产后，病后也都应忌食。

材料：油菜200g，鲜香菇200g。

调料：葱末，姜末，生抽，料酒，淀粉。

做法：

1. 鲜香菇洗净去根，斜刀切成片（或不切）；
2. 油菜整棵洗净，纵向切成两半（个大的可切成多瓣）；
3. 油菜焯水沥干；
4. 起锅，加少量油，下葱姜蒜爆香，放入油菜、香菇翻炒2分钟；
5. 加入适量料酒、盐、生抽，翻炒均匀后，勾芡，淋香油，出锅即可。

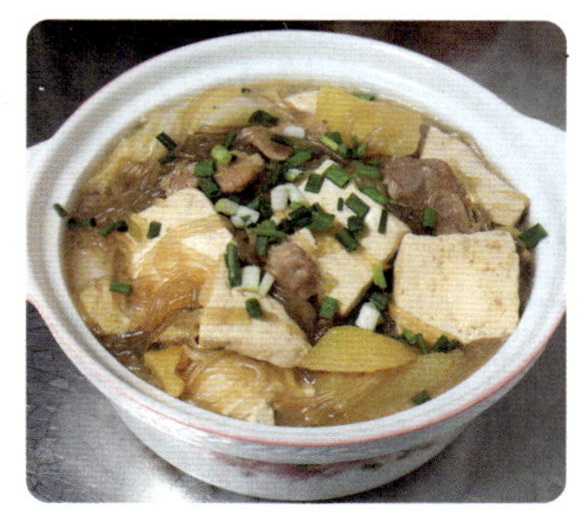

大烩菜

功效：富含维生素C、矿物质、植物蛋白、碳水化合物等多种营养素，有助于促进肠道蠕动。

适宜人群：一般人群均适宜食用，尤其适合老年人。

饮食禁忌：脾胃虚寒、胃寒腹痛、大便溏泻、寒性咳嗽者不宜过多食用；豆腐中嘌呤含量较高，痛风患者避免食用。

材料：大白菜300g，土豆200g，豆腐200g，粉条200g，猪瘦肉100g。

调料：葱花，姜末，花椒粉，盐，酱油。

做法：

1. 粉条提前2小时用冷水泡开；

2. 将白菜去根洗净，切成大块；土豆去皮洗净，切滚刀块；豆腐切大块；猪瘦肉切大片备用；

3. 起锅，倒入少量油，油热后加入花椒粉，葱花，姜片爆香，倒入肉片，小火炒至变色，加入酱油翻炒至出香；

4. 放入白菜，加适量盐，继续翻炒白菜部分脱水，加入豆腐，土豆，略微翻炒；

5. 加清水，需漫过所有食材并略有富余，大火烧开后转中火慢炖；

6. 至土豆熟透（能用筷子轻松扎透），锅内尚有余汤，将泡好的粉条均匀撒在表面，盖盖子焖炖至粉条变为透明，将所有菜搅拌均匀出锅。

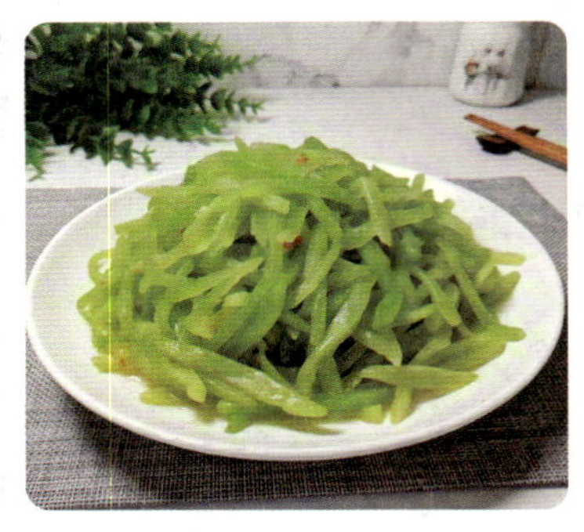

功效：莴笋味微辛微苦，性微寒微毒，具有通经脉，利尿通淋，解酒，消食，杀虫的功效。

适宜人群：莴笋含有低热量和高膳食纤维特性有助于增加饱腹感，降低食欲和血糖，适合肥胖人群和糖尿病患者食用。

饮食禁忌：脾胃虚寒者不宜多食。

材料：莴笋 1 根。

调料：盐，姜末，蒜末。

做法：

1. 莴笋去皮，切细丝；姜、蒜切末；
2. 起锅，加少量油，油热后下入姜末、蒜末，稍后下入莴笋丝，略炒 2 ~ 3 分钟后加少许盐调味，继续炒 1 ~ 2 分钟即可。

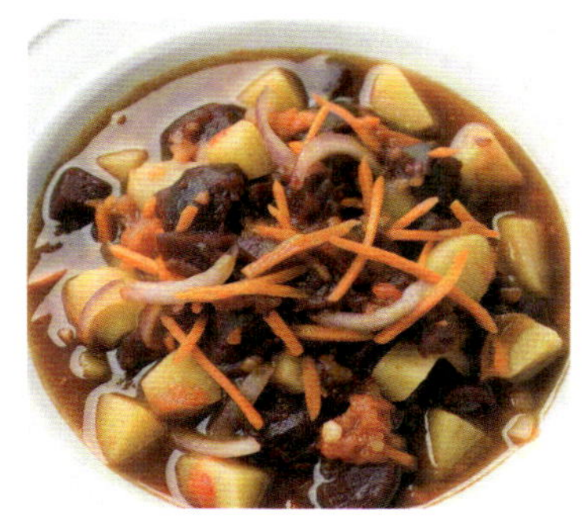

功效: 甜菜味甘、苦，性凉，具有补中益气，清火，祛风，杀虫，解毒，涤垢浊，稀痘疮，止带，调经，通淋，滑肠润肺的功效。

适宜人群: 脾胃虚弱、食欲不振、肺热咳嗽、咳痰、贫血者。

饮食禁忌: 甜菜根具有润肠通便的作用，腹泻患者食用可能会加重病情。

材料: 甜菜300g，胡萝卜100g，洋葱50g，番茄150g，土豆100g。

调料: 盐，蒜末，香叶。.

做法:

1. 将甜菜根洗净削皮，切块。胡萝卜擦丝，洋葱切丝，番茄切小块，土豆削皮切块；

2. 甜菜块焯水沥干；

3. 另起锅，放少量油，放入蒜末爆香，加入洋葱丝、胡萝卜丝略微翻炒至变色，加入番茄，继续翻炒，至番茄变软后，放入香叶，加水煮开；

4. 加入土豆，适量盐，煮至土豆软烂，出锅即可。

附注: 甜菜一定要先焯水，才能去掉其苦味。

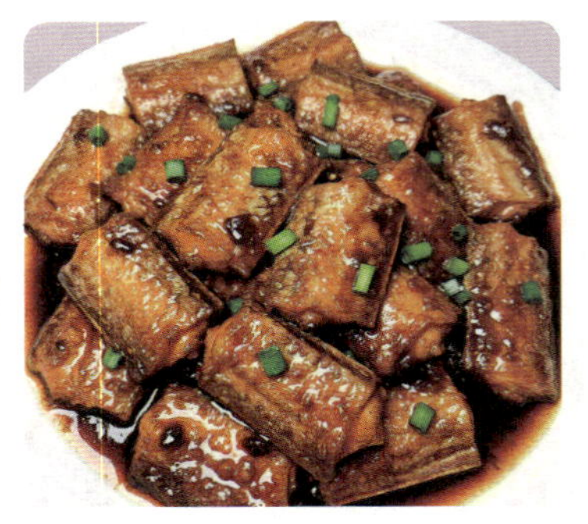

功效：带鱼味甘性温，具有补脾益气，暖肾养肝，暖胃，补虚，泽肤养发的功效。

适宜人群：气短乏力、食少羸瘦、久病体虚、血虚头晕和皮肤干燥者。

饮食禁忌：带鱼发疥，动风，肿瘤和免疫系统疾病患者应谨慎食用；还可能加重皮肤病及皮肤过敏症状，因此皮肤病及皮肤过敏者也应避免食用。

材料：带鱼 500g。

调料：葱，姜，蒜，八角，花椒，白砂糖，料酒，酱油，陈醋。

做法：

1. 带鱼剁去头尾，去鳞，去内脏，剪去背部的鱼鳍，洗净后，切成大段；葱斜刀切段，姜切片备用；

2. 带鱼放入碗中，撒适量的盐和料酒，姜片和葱段，腌制 20 分钟；

3. 将腌好的带鱼表面蘸一层干面粉；

4. 起锅，加适量油，油热后调为小火，将带鱼段分批放入，煎至两面金黄后盛出；

5. 将多余的油盛出，锅内放入葱、姜、蒜、八角、花椒爆香，放入煎好的带鱼；

6. 烹入料酒、酱油，加适量白糖、陈醋、盐，加足量清水，大火烧开后转中火，炖 20 分钟即可。

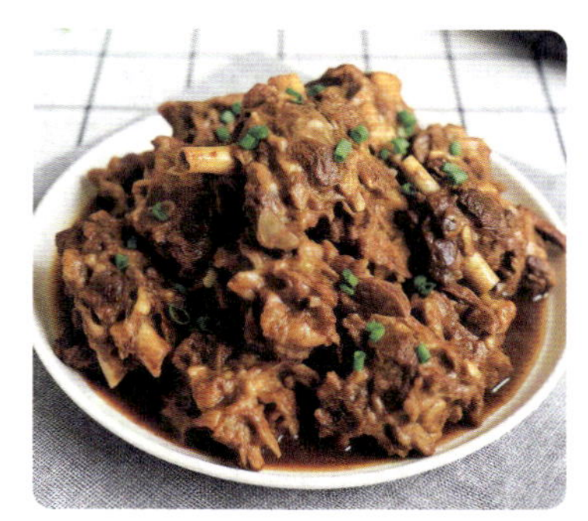

炖羊蝎子

功效：羊蝎子是羊脊骨的别称，羊脊骨味甘性温，具有益肾补虚，补肝明目，强壮骨骼，利督脉，强腰的功效。

适宜人群：肾虚、腰膝酸软、骨质疏松、贫血者。

饮食禁忌：羊肉不可同南瓜同食，令人壅气发病。羊肉多食动气生热，凡患流感，痞积，疟疾，黄疸，痢疾，胀满，咳嗽，癫狂，急性肠胃炎等病症，以及出痧，出痘，出疮，出疥刚好，均应忌食。

材料：羊蝎子 500g。

调料：八角，香叶，葱，姜，生抽，料酒，核桃，香菜。

做法：

1. 羊脊骨剁成小块，用冷水泡 4 个小时，中间换两次清水；

2. 泡好的羊脊骨，冷水下锅，焯 2 分钟后捞出沥干；

3. 起锅，锅热后加入适量油，放入八角、香叶、葱段、姜片，炒出香味后放入羊脊骨；

4. 小火翻炒至羊脊骨变色，加入生抽，料酒，核桃，翻炒均匀后，加入足量清水（因本菜炖煮时间很长，加水一定要够）；

5. 大火烧开后转小火，炖半小时后，加入适量盐，继续炖 2 个小时，至肉完全脱骨即可。

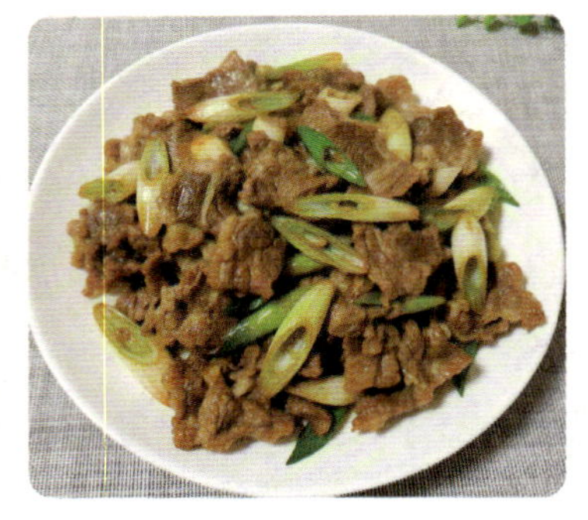

功效：葱味辛、甘，性平，具有利肺通阳，散痈肿，祛风达表，安胎止痛，通乳和营的功效。羊肉味甘性温，具有暖中，补气，滋营，御风寒，生肌健力，利胎产，愈疝，止疼的功效。

适宜人群：体质虚寒、气血不足的人群。

饮食禁忌：羊肉多食动气生热，凡患流感，痞积，疟疾，黄疸，痢疾，胀满，咳嗽，癫狂，急性肠胃炎等病症，以及出痧，出痘，出疮，出疥刚好，均应忌食。

材料：羊腿肉 300g，大葱 2 根。

调料：花椒粉，盐，生抽，蒜，料酒。

做法：

1. 羊肉提前用清水浸泡出血水，用厨房纸擦干水分；
2. 羊肉剔去筋膜，顶刀切成薄片；
3. 加入适量花椒粉、生抽和淀粉，抓匀，腌制 10 分钟左右；
4. 蒜切末，大葱斜切成约 5cm 长的片；
5. 起锅，锅热后加入适量油，烧至七成热时，下入羊肉，迅速滑炒至羊肉变色，立即盛出控油备用；
6. 锅中留底油，下入蒜末，小火爆香；
7. 下入葱丝，继续小火煸炒至大葱微微变软出香；
8. 下入羊肉，同时调入白糖和料酒，转大火，迅速煸炒均匀；
9. 出锅前加入少许盐，翻炒均匀，即可。

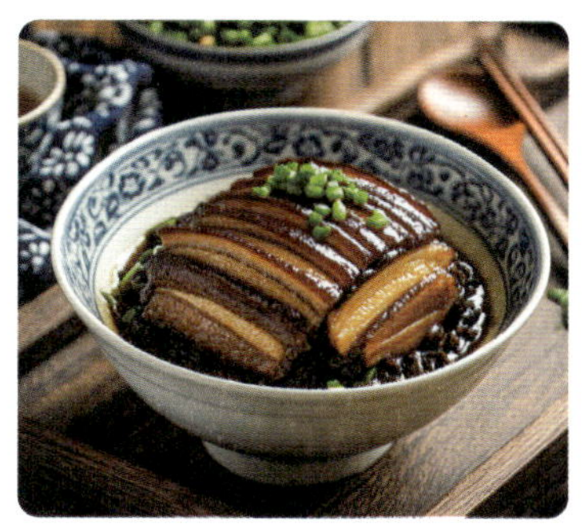

梅菜扣肉

功效：猪肉味甘、咸，性平，具有补肾液，充胃汁，滋肝阴，润肌肤，利二便，止消渴，起尫羸的功效。

适宜人群：梅菜扣肉营养丰富，一般人群均可适量食用，特别是体质虚弱、贫血、消化不良的人群。

饮食禁忌：猪肉多食助湿热，酿痰饮，招外感，昏神智。凡患外感，咳嗽，疟疾，痢疾，黄疸，胀满，喉痹，痞满，疔痈等病症，都切忌食用。尤其猪头肉发性最大，尤忌食用。

材料：带皮五花肉300g，干梅菜50g。

调料：盐，葱，姜，料酒，生抽。

做法：

1. 梅干菜提前1小时用温水泡发；
2. 五花肉整块焯水捞出沥干冲净；
3. 锅内加足量水，放入姜片、葱段、料酒，放入焯好的五花肉，大火烧开后转小火，煮1小时左右；
4. 五花肉捞出晾凉后切大薄片，码入碗中，表面撒梅干菜，加适量生抽、盐、葱段、姜片；
5. 上蒸锅蒸20分钟即可。

第 3 篇

孕期篇

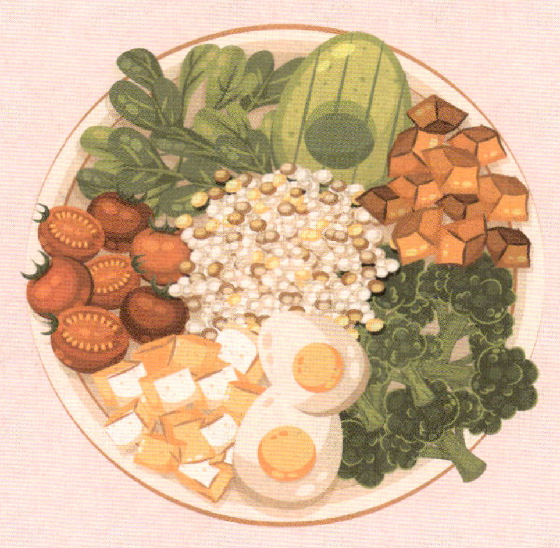

中医认为，女性妊娠期间脏腑、经络的阴血，下注冲任，以养胎元。因此整个机体会出现“血感不足，气易偏盛”的特点，而有“产前一盆火”之说。也就是说，由于怀孕的原因，使孕妇体质发生了变化，总体是偏热性的。

因此，中医认为，孕妇的饮食，总体上应以清淡为主，尤其要避免过多食用动火生热的食物，如各种干果等。那些强调大量补充营养，给孕妇海吃猛喝的做法尤为不可取。孕妇在怀孕期间，过度补充营养，不仅对胎儿没有任何益处，反而会因为上火而影响胎儿的正常发育，也给产后恢复制造了更多的障碍，因此是应该极力避免的。

孕期推荐食物

1. 燕窝

性平，味甘。具有养阴润燥、益气补中的功效，有助于孕妇滋补身体，为胎儿提供充足的营养。

2. 红枣

性温，味甘。归脾、胃、心经，具有补中益气、养血安神的功效。可以改善孕晚期睡眠不好的症状，对孕妇和胎儿的气血调养有益。

3. 莲子

性平，味甘、涩。归脾、肾、心经，具有固精止带、补脾止泻、益肾养心的功效。有助于改善心肾不交、虚烦失眠的症状，对孕妇和胎儿的心肾健康有益。

4. 蜂蜜

性平，味甘。归肺、脾、大肠经，具有补中缓急、润肺止咳、润肠通便的功效。可以避免孕期出现便秘导致腹压增加的情况，对胎儿的稳定和孕妇的健康有益。

5. 党参

性平，味甘。归脾、肺经，具有补脾益肺、生津养血的功效。但需注意，并非所有孕妇都适合使用党参，应在辨证论治后使用。

6. 黑芝麻

性平，味甘。具有滋养肝肾的作用，有助于胎儿眼睛和大脑的发育。

7. 核桃

性温，味甘。富含不饱和脂肪酸和微量元素，对胎儿的神经系统发育有益。

8. 枸杞子

性平，味甘。具有补养肝肾的作用，有助于胎儿眼睛和大脑的发育。

9. 山药

性平，味甘。具有补肾作用，对肺和脾的补益效果也很明显，有助于孕妇养胎。

10. 菠菜

性凉，味甘。富含叶酸和铁质，有助于预防胎儿贫血和畸形。

11. 胡萝卜

性平，味甘。富含维生素 A 和多种矿物质，对胎儿的眼睛发育具有重要作用。

12. 鱼肉

性凉，味甘。富含优质蛋白质、DHA 和维生素 D 等营养素，有助于胎儿的生长发育和骨骼健康。

13. 鸡肉

性温，味甘。富含优质蛋白质、维生素和矿物质，有助于孕妇滋

补身体和促进胎儿生长发育。

14. 牛肉

性平，味甘。富含优质蛋白质、铁质和锌等营养素，有助于预防孕妇贫血和促进胎儿生长发育。

15. 鸡蛋

性平，味甘。富含优质蛋白质、维生素和矿物质，是孕妇和胎儿的重要营养来源。

孕期禁食食物

孕妇由于特殊的生理特点，某些平常可以吃的食物，在怀孕期间应尽量避免，以防造成流产等伤害。

1. 白酒

由于白酒能消胎气，所以孕妇应绝对禁止饮酒。当然，烹饪中加入的料酒不在此列。

2. 薏苡仁

薏苡仁的性质是达下的，孕妇服用有滑胎的风险，因此应当忌食。

3. 胡椒

多食有动火烁液，耗气伤阴，破血堕胎的效果，故孕妇忌之。如不慎误食，绿豆能制其毒。

4. 腌制、熏烤食物

这类食物营养成分在加工过程中被破坏，且常含有大量亚硝酸盐、多环芳香烃等致癌物质。这些有害物质可能通过胎盘传递给胎儿，增加胎儿基因突变的风险。

5. 辛辣刺激性食物

这类食物性热、味辛，刺激胃肠道，甚至可能诱发子宫收缩，导致流产。

6. 慈姑

功专破血，通淋，滑胎。因此孕妇忌食。

7. 杏仁

杏仁中含有剧毒物质，食用过量可能导致胎儿中毒。

8. 狗肉

孕妇食之，令子无声。

9. 骡肉

孕妇食之难产。

10. 兔肉

兔肉性冷，冬至后至秋分，食之伤人神气，孕妇及阳虚者尤忌。

11. 鸽子

因为鸽子特别补，孕妇吃了会上火，因此孕妇忌食。

12. 麻雀

忌食的原因同鸽子类似。

13. 青蛙

多食助湿，生热，孕妇最忌。

14. 鳝鱼

多食助热、发病。孕妇忌之。

15. 甲鱼

多食滞脾，令人患发背。孕妇忌之。

16. 螃蟹

多食发风、积冷。爪可催产、堕胎。孕妇忌之。

孕期——春季食谱

春季体内阳气会顺应春阳之气向外生发，人体应充分顺应春气的生发，选用豆芽、韭菜、香椿等护养肝阳的食物。初春乍暖还寒，在饮食上也应继续食用一些祛寒壮阳的食物，如牛肉、山药、红枣等，以培补人体的阳气，此外，要顺应自然规律，多吃应季的食物。在食物极度丰富的今天，这一问题尤其需要引起孕妇的高度注意。

中医讲究天人合一，根据当地的自然条件，选择应季的食物，是其中重要的一环。春季孕期女性饮食要注意以下几点：

1. 春季饮食宜“减酸增甘”

中医经典著作《备急千金要方》中提到：“省酸增甘，以养脾气。”春季是肝气旺盛的季节，酸味入肝，过量食用酸味食物容易助长肝气，进而克制脾土，影响脾胃的消化功能。因此，孕妇在春季应减少酸味食物的摄入，如山楂、柠檬等，同时增加甘味食物的摄入，如山药、大枣、蜂蜜等，以健脾养胃，促进气血生化。

2. 注重营养均衡，适量补充蛋白质

春季是胎儿生长发育的关键时期，孕妇需要保证充足的营养供给。孕妇应适量摄入优质蛋白质，如鸡蛋、鱼、瘦肉等，以满足胎儿生长发育的需要。同时，也要注重维生素和矿物质的补充。多吃新鲜蔬菜和水果，如菠菜、草莓、牛奶等，以提供丰富的维生素和矿物质。

3. 饮食宜清淡，避免油腻辛辣

春季气温逐渐升高，人体新陈代谢加快，孕妇容易出现上火、便秘等症状。因此，春季饮食应以清淡为主，避免油腻、辛辣等刺激性食物的摄入。中医建议孕妇多食用清淡易消化的食物，如粥、汤等，以减轻胃肠负担，促进消化吸收。同时，也要避免过量食用生冷、寒凉的食物，如冰激凌、冷饮等，以免损伤脾胃阳气。

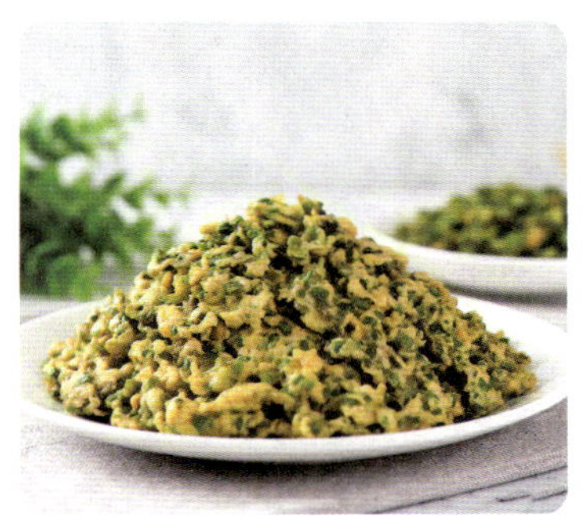

香椿芽炒鸡蛋

功效：香椿芽味甘、辛，性温。具有祛风，解毒之功效。鸡蛋味甘性平，具有补血，安胎，镇心，清热，开音，止渴，濡燥，除烦，解毒，息风，润下，止逆的功效。

适宜人群：一般人群均可食用。尤其适合体质偏寒、需要补充营养者食用。

饮食禁忌：香椿芽多食壅气动风，有宿疾者勿食。鸡蛋多食动风、阻气，有外感及疟疾，黄疸，疳积，痞满，肿满，肝郁，痰饮，脚气，痘疹者，皆不可食。孕妇一次不可食用过多，且应确保香椿烹饪熟透。

材料：香椿芽 50g，鸡蛋 6 颗。

调料：盐。

做法：

1. 将香椿芽洗净切成小段；
2. 鸡蛋打散，将切段的香椿芽放入拌匀，加入适量的盐；
3. 热锅凉油，油烧至七成热，关小火，将鸡蛋糊倒入锅内，翻炒至鸡蛋嫩熟，出锅即可。

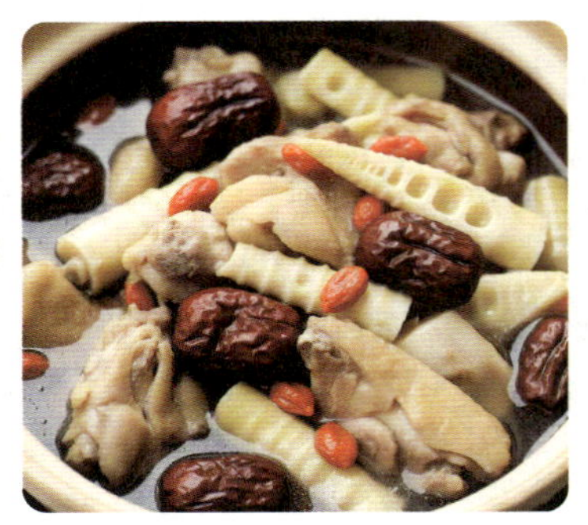

功效：春笋性寒、味甘，具有清热化痰、益气和胃、治消渴、利水道、利膈爽胃、助消化、消食化积、润肠通便的功效；鸡肉性平，味甘、咸，具有温中益气、健脾胃、活血脉、强筋骨的功效。

适宜人群：适合大多数人食用。尤其儿童、老人和需要补充能量的人群。

饮食禁忌：患有胃溃疡、胃出血、肾炎、肝硬化、肠炎者、尿路结石者，以及低钙、骨质疏松、佝偻病患者不宜多吃。

材料：春笋 200g，鸡肉 500g，红枣 8 颗，枸杞子 10g、姜片 3～4 片。

调料：盐。

做法：

1. 春笋去皮切片，鸡肉切块并焯水去血沫，红枣和枸杞子洗净备用。

2. 将鸡肉、姜片、红枣和适量清水放入炖锅中，大火烧开后转小火慢炖 1 小时。

3. 待鸡肉炖至软烂时，加入春笋片继续炖煮 15～20 分钟。

4. 最后加入枸杞子和适量盐调味，炖煮片刻即可出锅。

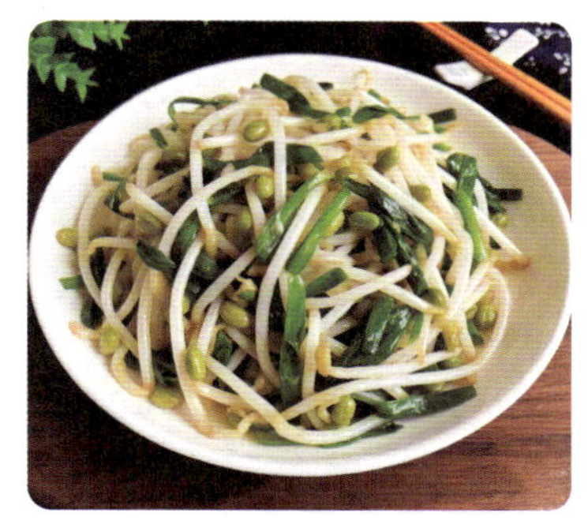

绿豆芽炒韭菜

功效：绿豆芽味甘性凉，煮食具有清胆养胃，解暑止渴，润皮肤，消浮肿，利小便，止痢的功效。韭菜味辛、甘，性温，具有暖胃补肾，下气调营的功效。

适宜人群：便秘、肥胖、维生素C缺乏症患者。

饮食禁忌：韭菜忌与薤（藠头）同食，多食昏神。患有眼科疾病，疟疾，疮病，出痧出痘后均应忌食。注意绿豆芽性寒，慢性腹泻及脾胃虚寒尿多的孕妇忌食。

材料：绿豆芽200g，韭菜100g。

调料：葱，蒜，盐，生抽，香油。

做法：

1. 新鲜的绿豆芽用清水浸泡，沥水备用；
2. 韭菜清洗干净以后切成5cm左右的小段；
3. 热锅凉油，下入葱花蒜片爆香，加入少许的生抽；
4. 把豆芽放到锅里，开大火快速翻炒；
5. 当豆芽在锅内变软时，加入适当的盐；
6. 最后添加切好的韭菜段，略微翻炒，出锅即可。

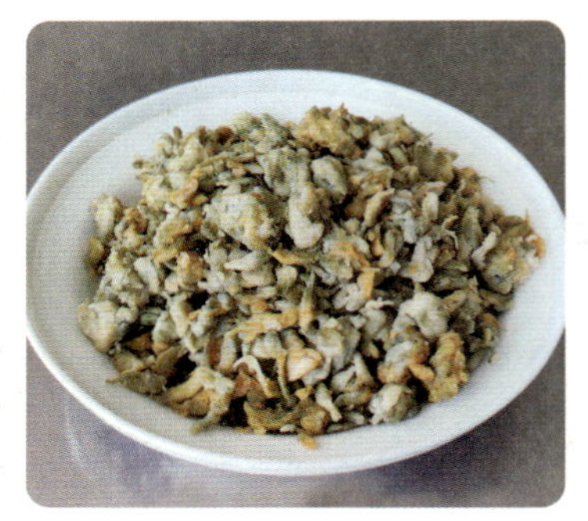

功效：槐花味甘、苦，性寒，具有清热凉血，清肝泻火，止血，降脂降压的功效。

适宜人群：一般健康人群均可食用，尤其胃火旺盛和肝火旺盛者。

饮食禁忌：脾胃虚寒、消化功能不好、糖尿病患者不宜食用。槐花本身就属于寒凉的中药材，不宜与其他寒性食物（如海带、柿子、生蚝、螃蟹等）同食，可能加重胃肠道的不适，引发腹痛和腹泻。

材料：鲜槐花 200g，面粉 50g。

调料：盐，生抽，香油。

做法：

1. 将新鲜洋槐花泡洗干净，装盆备用；

2. 将面粉均匀撒进槐花里，并用筷子搅拌均匀，根据自己的喜好添加面粉的薄厚；

3. 将裹好面粉的槐花放入笼屉布上，均匀铺开，上汽蒸 15 ～ 20 分钟；

4. 将蒸熟的槐花麦饭平铺在案板上，静晾 5 分钟；

5. 根据个人口味，放入盐、生抽、香油等拌匀即可。

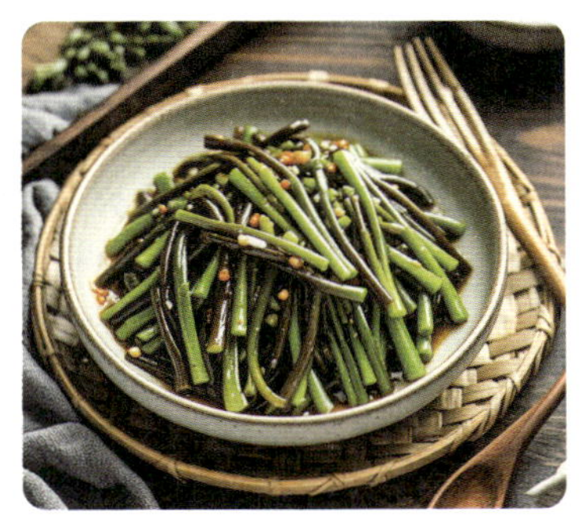

功效：蕨菜味甘、微苦，性寒，具有清热解毒，利尿通便，减肥瘦身，安神养胎的功效。

适宜人群：适宜大多数人食用，特别是妇女湿热带下、大便秘结者，对湿疹、肠风、热毒者也有益处。

饮食禁忌：脾胃虚寒的人群不宜食用。蕨菜不宜与石斛、芡实、芋头、芥蓝、苋菜、穿心莲、荸荠、芹菜、芫荽、茴香、芥子、芥菜、萝卜、苦瓜等食物同食。蕨菜不宜多食，且食用前要用碱水浸泡，用热水焯烫。

材料：蕨菜300g。

调料：盐，蒜，生抽，香油。

做法：

1. 蕨菜去根洗净，焯水过凉，重复两次；
2. 焯好的蕨菜放入冷水中浸泡30分钟后取出沥干；
3. 将蕨菜切段，放入蒜末，适量的盐、生抽、香油，搅拌均匀即可。

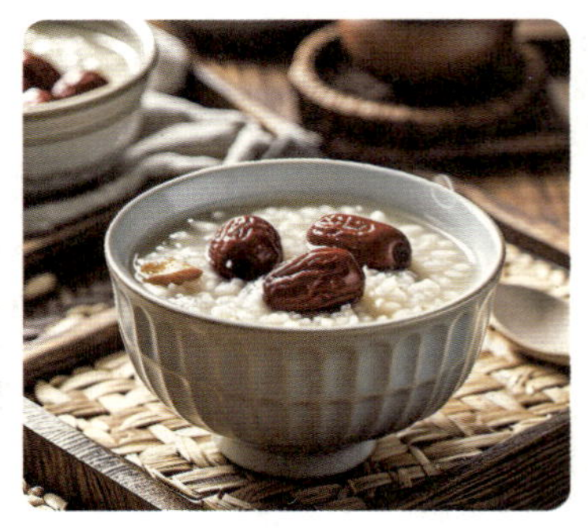

功效：红枣味甘性温，粳米味甘性平，两者结合具有补脾养胃，滋营充液，润肺安神的功效。

适宜人群：脾胃虚弱、食少体倦、气血不足，月经不调的人群。

饮食禁忌：红枣多食能生虫，助热，损齿，生痰。凡小儿、产后，及温热者，暑湿诸病前后，黄疸，肿胀，疳积，痰滞等症，都应忌食。

材料：红枣 10 ～ 15 枚，粳米 100g。

做法：将红枣洗净，与淘洗干净的粳米一同入汤锅，加适量水，大火烧开后转用文火熬煮成稀粥，期间应尽量不要搅动。

鲜香菇烩青豆

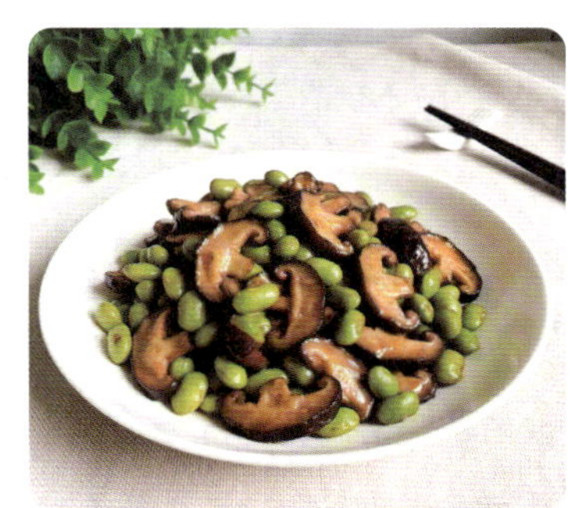

功效：青豆味甘性平，具有补脾益气、补肝养胃、清热解毒的功效。香菇味甘性平，具有滋补肝肾、益智安神、增强免疫力的功效。

适宜人群：一般人群均适宜。尤其是有营养不良、高血脂、高血压、高胆固醇等症状的人群，还适合糖尿病、肥胖症、癌症患者。

饮食禁忌：香菇性能动风，出痧出痘后，产后，病后均忌之。脾胃虚寒、痛风、尿路结石等人群也应慎食或禁食。

材料：鲜香菇200g，青豆200g。

调料：花椒粉，蒜末，盐，生抽，料酒。

做法：

1. 青豆提前一天用凉水泡发；
2. 鲜香菇去根洗净后切成小丁；
3. 锅中放少许油，油热后加入花椒粉、蒜末爆香；
4. 先加入青豆，翻炒2分钟左右，加少许料酒去腥；
5. 之后加入香菇粒，加入适量盐、生抽，略微翻炒后，加入凉水刚好没过食材；
6. 大火烧开后，中火收汁，勾芡出锅即可。

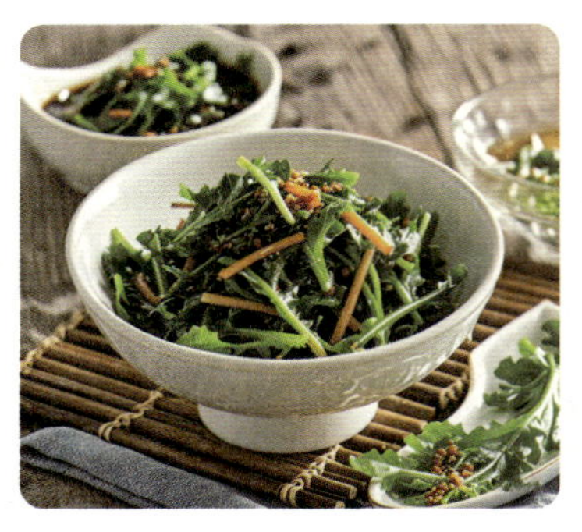

功效：蒲公英味苦、甘，性寒，具有清热解毒、消肿散结、清肺，利膈化痰，养阴，凉血，舒筋，固齿，通乳，益精的功效。

适宜人群：适宜容易上火的人群食用，如肝热、火气旺盛者、乳痈患者等。

饮食禁忌：脾胃虚寒、慢性腹泻者慎用。蒲公英不宜与苦寒食物（如莲子心、苦瓜、苦菜等）、辛辣刺激性食物（如烧烤、辣椒、胡椒、大蒜、洋葱、生姜等）、寒性食物（如柿子、螃蟹等）以及热性食物（如羊肉、狗肉等）同时食用。

材料：蒲公英 100g。

调料：蒜，盐，生抽，香油。

做法：

1. 蒲公英洗净，摘成整根，焯水后放入凉水盆中过凉；

2. 将蒲公英挤干水分，切成小段，放入拍好的蒜，加入适量盐、生抽、香油，搅拌均匀即可。

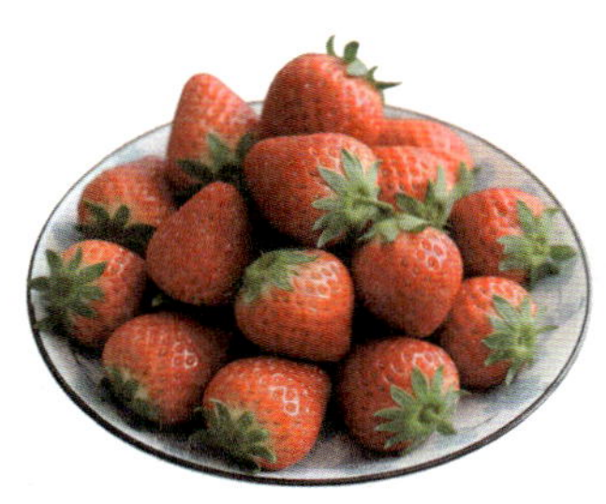

功效：草莓味酸性凉，具有清热解毒、润肺生津、健脾和胃、利尿消肿、解暑止渴、利痰、解酒、补血、化脂、凉血解毒等多种功效。

适宜人群：风热咳嗽、咽喉肿痛、声音嘶哑、阴虚内热、津液不足、肠燥便秘、容易长粉刺、疥疮等皮肤病人群。

饮食禁忌：体寒体虚、高血糖、痰湿内盛、肠滑便泻、过敏体质者慎食。

附注：草莓是凉性水果，孕妇在春季尤其不能多吃。

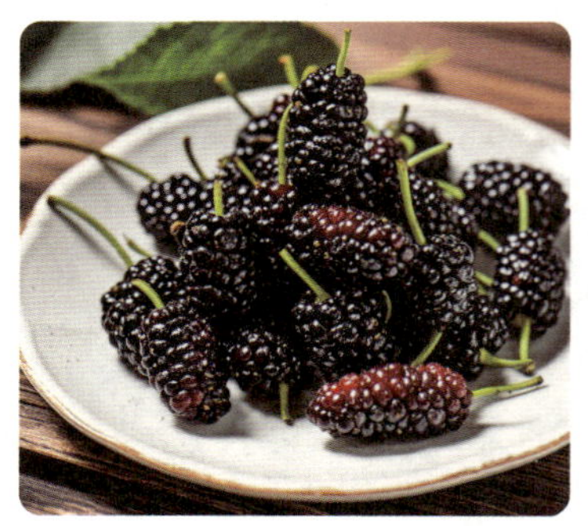

功效：桑葚味甘酸性凉，具有益肝补肾，补血养血，充血液，止消渴，利关节，解酒毒，祛风湿，聪耳明目，安魂镇魄的功效。

适宜人群：肝肾阴血不足、病后体虚以及习惯性便秘者，女性，中老年人及用眼过度者。

饮食禁忌：高血糖人群应控制摄入量，脾胃虚寒者慎食，不要与含鞣酸成分的食物，如柠檬、柿子等同食。

孕期——夏季食谱

夏季气候炎热，孕妇的饮食需求应与平时有所不同，既需要满足胎儿生长发育所需的营养，又要适应夏季高温带来的生理变化。孕妇本身体内火相对较盛，夏季应遵循的饮食原则为清淡易消化，保持营养均衡，多喝水，少食多餐，同时可以适当吃一些时令的瓜果去暑，但切不可贪多，以免对脾胃造成伤害。孕妇夏天饮食主要遵循以下几点原则：

1. 饮食卫生居首位

夏季是病菌最易滋生繁殖的季节，孕妇的免疫力相对较弱，因此饮食卫生尤为重要。生吃水果前必须清洗干净，避免农药残留；尽量避免生吃或半生吃海产品，减少细菌、病毒等感染的机会；不吃过期、变质的食品，尽量不吃隔夜菜，以免病从口入，危及母婴健康。

2. 均衡饮食，保证营养

孕妇在夏季的饮食应均衡全面，既要满足自身的代谢需求，又要供给胎儿生长发育所需。中医认为，“五谷为养，五果为助，五畜为益，五菜为充”，即饮食要多样化，以五谷杂粮为主，搭配适量的肉类、蛋类、奶类和豆类，确保蛋白质、脂肪、碳水化合物的均衡摄入。同时，新鲜多样的应季蔬菜也是必不可少的，它们不仅能提供丰富的维生素和矿物质，还能帮助孕妇维持良好的消化功能。

3. 清淡饮食，避免油腻

夏季天气炎热，孕妇容易出现食欲下降的情况。此时，饮食应以清淡、易消化为主，避免油腻、辛辣的食物。中医建议孕妇适量食用苦味和酸味的食物，如苦瓜、莲子心、山楂等，这些食物能清心火、除湿热，帮助清心除烦，消暑解热。同时，孕妇应少吃高糖、高脂的食物，以防妊娠糖尿病和过度肥胖的发生。

4. 补充水分，适量饮水

夏季出汗多，孕妇容易脱水，因此补充水分尤为重要。白开水是夏季最好的饮料，它不仅能解渴，还能促进新陈代谢，帮助身体排出废物。孕妇应避免饮用含有咖啡因和酒精的饮料，这些物质对胎儿有害。此外，适量饮用鲜榨果汁或蔬菜汁也是不错的选择，它们既能补充水分，又能提供丰富的维生素和矿物质。

5. 顺应四时，因季而食

中医强调“天人相应，顺应四时”，即人的饮食应顺应季节的变化。夏季属火，心气旺盛，孕妇应多吃红色食物以养心，如西红柿、红苹果等。同时，由于夏季湿热之邪较重，孕妇应避免食用过多寒凉性食物，以免损伤脾胃阳气。

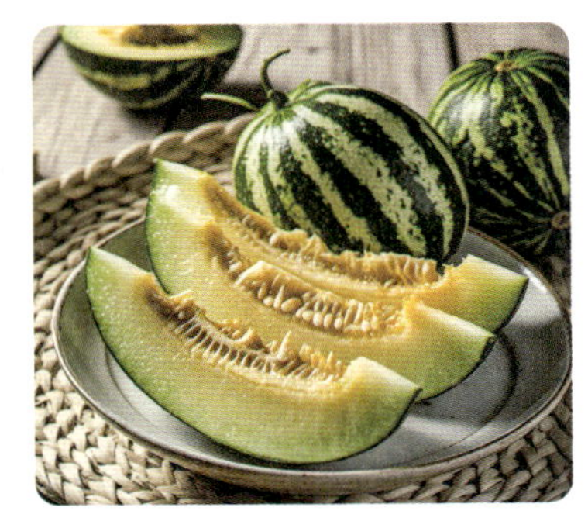

功效：性寒、味甘，无毒，归心、胃经，适合夏季食用。具有清热去火、解暑，利水消肿，除烦去燥，生津止渴，美容养颜，疗饥的功效。

适合人群：香瓜营养丰富，味道清香，适合各个年龄段的人食用。尤其适合热性体质、烦热口渴、口鼻生疮等人群。香瓜热量低，富含膳食纤维，有助于增加饱腹感，减少食欲，控制体重，适合减肥人士食用。香瓜含有丰富的维生素 B 和叶酸，有助于促进胎儿的神经系统发育，预防胎儿畸形。

饮食禁忌：香瓜性寒，脾胃虚寒、腹胀便溏、出血、体虚者慎食；应避免与其他寒性食物、高糖食物、高钙食物同食，引起不适。孕妇在食用香瓜时也需要注意适量。香瓜性寒，大量食用可能引起腹泻或腹部不适，此外，如果孕妇患有妊娠糖尿病，应慎食香瓜，以免引起血糖升高。

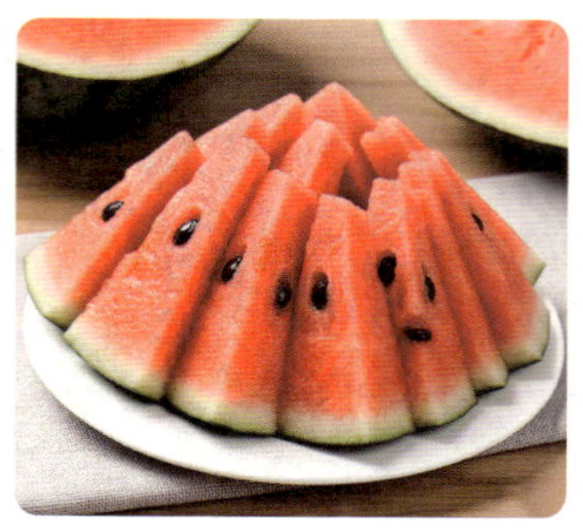

功效：西瓜味甘性寒，具有清热解暑，利尿消肿，除烦止渴，醒酒凉营，疗喉痹、口疮、通便，治火毒、时证的功效。

适宜人群：适合大部分人群食用，特别是体热、便秘、咽喉肿痛、水肿的人群；高血压患者、急慢性肾炎患者、胆囊炎患者、高热不退者等也适宜食用。

饮食禁忌：脾胃虚寒、湿盛便溏者应忌食，高血糖人群慎食，多食积寒助湿，每患秋病。中寒多湿、大便滑泄、病后、产后均忌之。

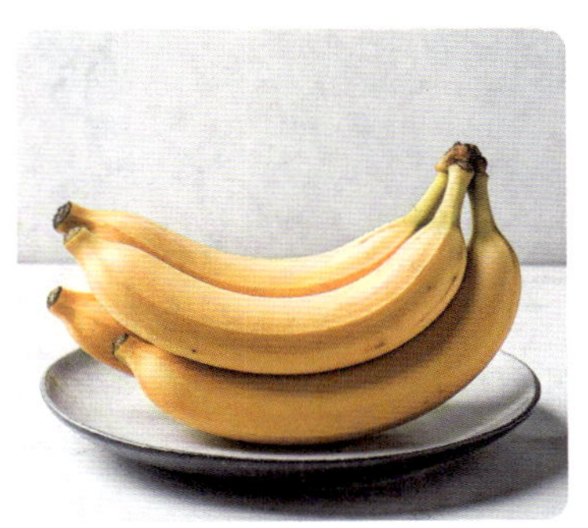

功效：香蕉性寒，味甘，归脾、胃、大肠经，具有清热润肠、止渴生津、补虚解毒、补充能量等作用。中医认为香蕉中的膳食纤维和少量脂肪可以协同作用，促进肠道蠕动，使大便变得顺畅不干燥，从而达到通便润肠的效果。适量食用还可以清除内热，可以缓解因上火引起的四肢发热、咽喉肿痛、眼睛红肿的不适症状。

适宜人群：肠热引起的便秘困扰的人群，适量食用香蕉无疑是一种有效的食疗方法。香蕉营养丰富，含有多种维生素和矿物质，适合体内虚弱、乏力的人群。尤其是香蕉中富含钾元素有降血压的功效，特别适合高血压、冠心病患者食用。香蕉富含碳水化合物和维生素，这些物质能够迅速转化为能量，为孕妇提供稳定的能量来源；还包含多种必要的营养元素有助于支持胎儿健康成长。

饮食禁忌：香蕉不宜空腹食用，以免引发健康问题。建议避免大量进食，以免增加胃肠道消化负担，出现腹痛、腹胀以及腹泻等症状。体质虚弱、长期腹泻的人群以及脾虚便溏、胃寒胃痛、糖尿病血糖控制不理想的人群，应慎用香蕉。香蕉尽量不要与高淀粉食物（如馒头、土豆、红薯等）、奶制品（如牛奶、酸奶等）、富含鞣酸的食物（如柿子、茶等）同食，以免出现胃肠不适。

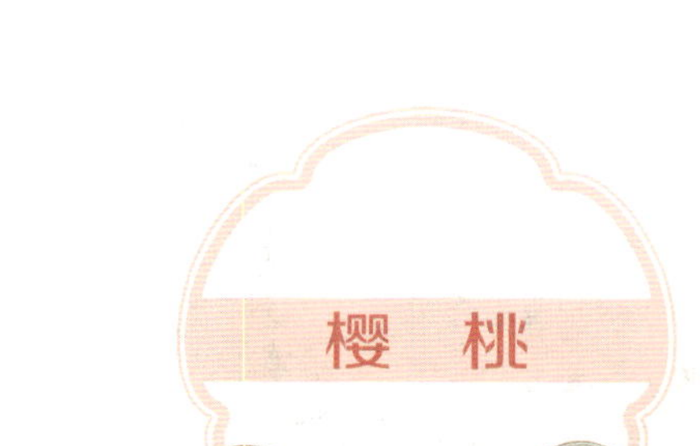

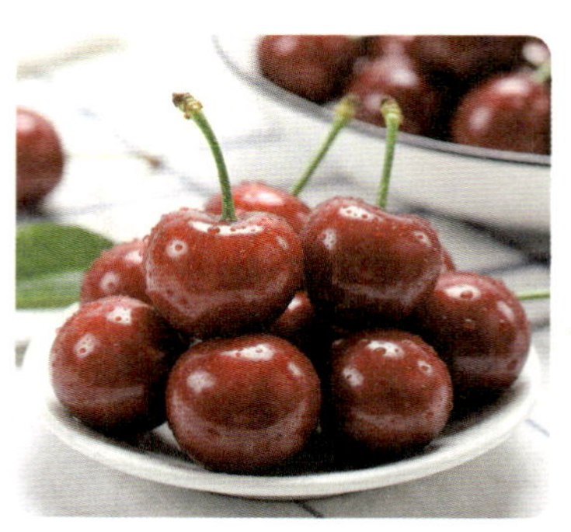

功效：樱桃味甘性温，具有补益气血、祛风除湿、养颜美容、利尿通便、保护心血管的功效。樱桃中含有丰富的膳食纤维，可以促进胃肠蠕动，帮助消化食物，缓解消化不良的症状。

适宜人群：樱桃富含铁元素，贫血患者适量食用可以有效补充铁质，改善贫血状况。风湿性腰腿疼痛的患者适量食用樱桃可以起到一定的缓解作用。樱桃中的维生素 C 和花青素等成分具有抗氧化能力，可以清除体内的自由基，改善皮肤色素沉着，爱美人士食用樱桃可以起到一定美容养颜的作用。孕妇吃樱桃可以补铁、补血，以及有效补充必要的营养成分，促进胎儿大脑发育；能预防孕期发生便秘、痔疮等症状。

饮食禁忌：樱桃含糖量丰富，吃多了容易引起上火，出现便秘、口臭等问题，不宜过多食用。湿热体质、容易上火者、患口舌生疮、疖肿、痔疮者不宜食用。肺结核、慢性支气管炎与支气管扩张等属阴虚热盛者，以及糖尿病患者也应禁食或慎食樱桃。

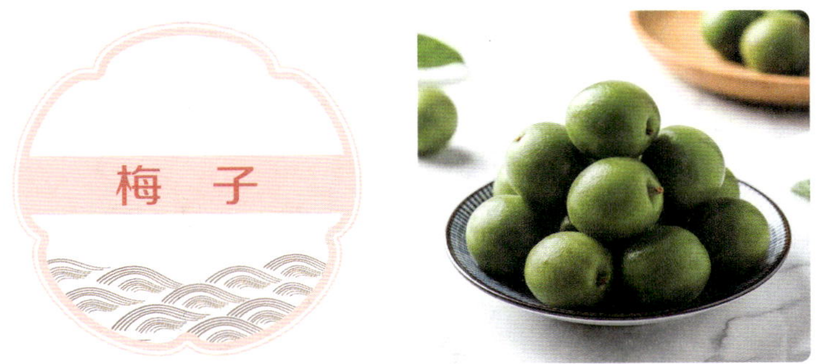

功效：梅子味甘、酸，性温，具有温胆生津、敛肺止咳、杀虫安蛔、除烦静心的功效。

适宜人群：梅子适合大多数人群食用，尤其适合体质平和、气虚、气郁、痰湿、特禀、阳虚、阴虚等体质的人。孕妇可适当吃一些应季的青梅，能有效缓解孕期呕吐等症状。

饮食禁忌：梅子多食损齿，生痰助热。凡患有咳嗽，痞膨，痞积，胀满诸症，以及外感未清，女子天癸未行，及妇女经期前后，出痧出痘后，都应忌食。

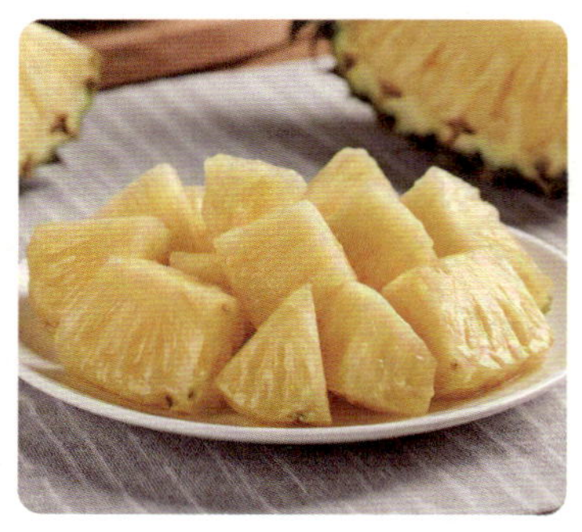

功效：菠萝味甘、微酸、微涩，性平，具有清暑解渴，消食止泻，补益脾胃，固元益气，润肺止咳，祛湿的功效。

适宜人群：适合大多数人群食用，尤其适合消化不良、免疫力低下、容易疲劳的人群；还适合患有支气管炎、咽喉炎的人群。

饮食禁忌：多食生热，适量食用。胃溃疡、胃炎患者应慎食或禁食。应经淡盐水浸泡后食用，既可以降低其毒性，又能去掉其涩味。

荔 枝

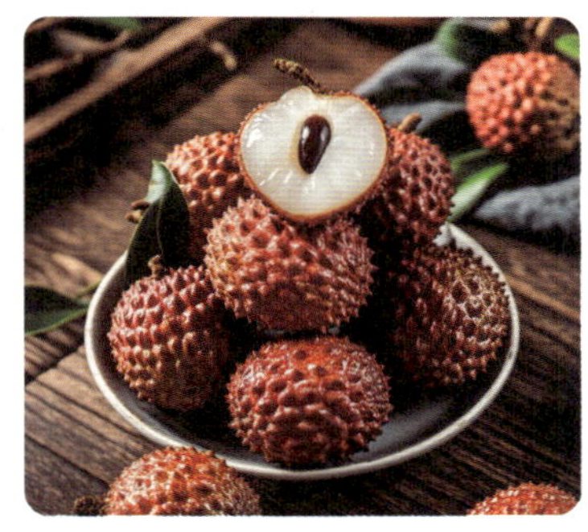

功效：荔枝味甘性温，具有通神益智，健脾开胃，填精充液，温中止痛，滋心营，养肝血的功效。

适宜人群：食欲不振、消化不良、失眠多梦、胃寒疼痛的人群。

饮食禁忌：多食发热、动血、损齿，凡上焦有火者忌之。对孕妇而言更要少食、慎食，尤其要注意其发热的特性。

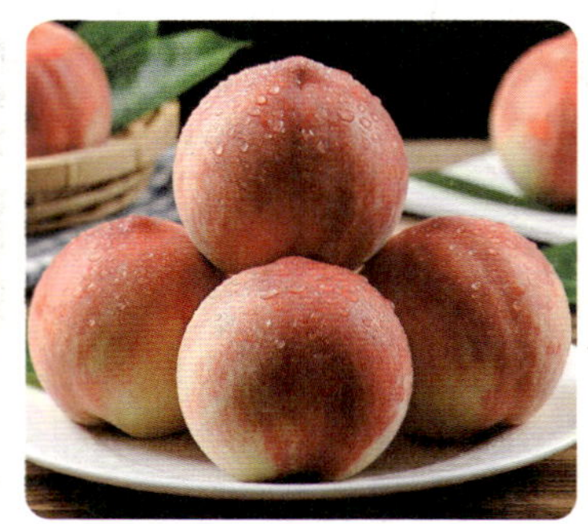

功效：桃味甘、酸，性温，具有生津润肠、补心活血，解渴充饥的功效。

适宜人群：适合大多数人群食用，尤其适合便秘、消化不良、食欲不振、贫血、皮肤干燥等人群。

饮食禁忌：桃多食生热，容易诱发痈疮，疟疾，痢疾，疳积，虫病等。

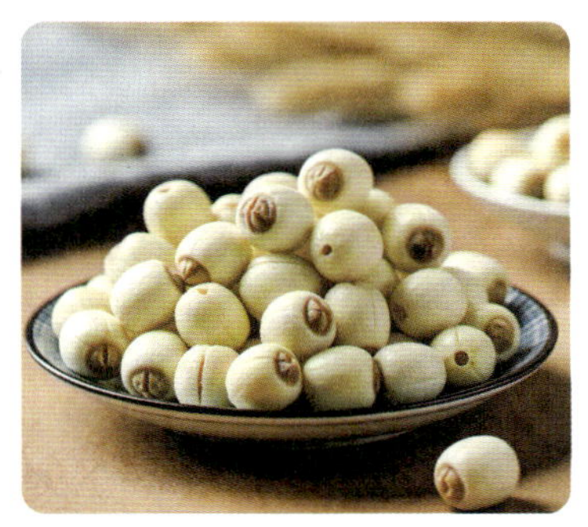

功效：鲜莲子味甘性平，具有清热润肺、养胃生津、补脾止泻、益肾涩精的功效。

适宜人群：体质虚弱、失眠多梦、脾胃虚寒、消渴、热病等人群。

饮食禁忌：凡外感前后，以及患疟疾，黄疸，疳积，痔疮，气郁痞胀，小便赤黄，便秘，消化不良等症以及新产后，都应忌食。另外，莲子有活血的功效，孕期过多食用可能增加流产的风险，应慎食、少食。

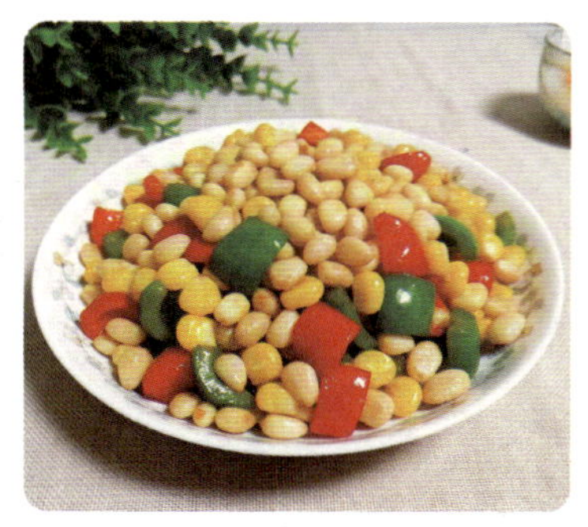

功效：松子味甘性平，具有滋阴润燥，补气充饥，养液息风，耐饥温胃，通肠辟浊，下气香身的功效。玉米味甘性平，具有调中开胃，健脾除湿，利尿消肿的功效。

适宜人群：一般大多人群均可食用，尤其是便秘、老年人群。

饮食禁忌：玉米霉坏变质有致癌可能，因此食材选取务必谨慎；松仁含油脂较多，不宜过量食用。

材料：新鲜玉米棒1根，生松子仁30g，彩椒30g。

调料：盐，葱。

做法：

1. 用刀贴紧玉米棒杆部，沿纵向切下玉米粒，在开水中焯熟备用；
2. 彩椒切成和玉米粒一样大小的丁，葱切末；
3. 生松子仁用小火炒熟，不用加油，待松子仁表面出现油光后盛出备用；
4. 锅内加少许油，油热后加入葱末爆香，下入玉米粒、彩椒，开中火，稍加翻炒至彩椒断生，加入松仁，适量盐，翻炒均匀，出锅即可。

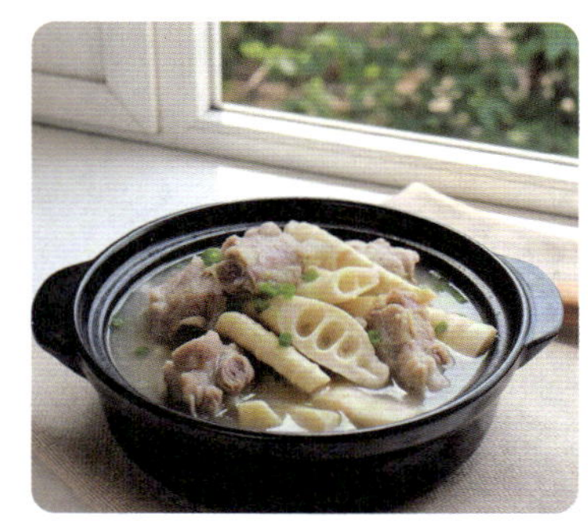

功效：竹笋味甘性微寒，具有滋阴凉血，降浊升清，开膈消痰，解毒透疹的功效。

适宜人群：大多数人均可食用。

饮食禁忌：脾虚肠滑、尿路结石者慎食。高血脂人群少食。

材料：鲜竹笋300g，排骨200g。

调料：盐，姜，香葱。

做法：

1. 竹笋去壳，洗净，切大段，香葱切碎；

2. 将竹笋放入汤锅，加几片姜，放入足量清水，开大火烧开后转小火；

3. 另起锅，加水烧开，放入排骨，焯2分钟，涮净趁热捞出后马上放入汤锅中；

4. 待排骨煮熟后，加入适量盐调味，出锅后撒上葱花即可。

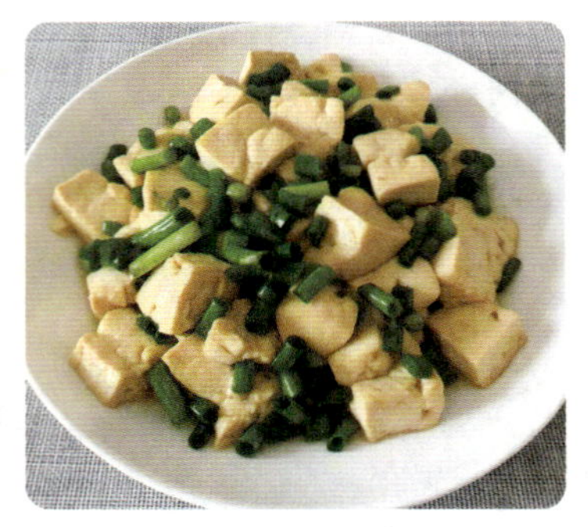

功效：豆腐味甘性凉，具有润燥生津，清热，解毒，补中，通便，降浊的功效。小葱性温，味辛。具有促进食欲、杀菌消炎的功效。

适宜人群：适合大多数人食用。尤其适合醒脾开胃、宣肺通窍的人群，有助于缓解湿困不适，同时又能预防外感疾病；对于患有心脑血管等基础病的患者，小葱拌豆腐也有一定的保健作用。

饮食禁忌：肾结石、肾功能不全、有胃肠道疾病的人群应慎食。

材料：内酯豆腐 1 盒，香葱 20g。

调料：盐，生抽，香油。

做法：

1. 香葱洗净切末；

2. 豆腐放入碗中，加香葱，适量盐、生抽、香油，用筷子搅拌均匀即可。

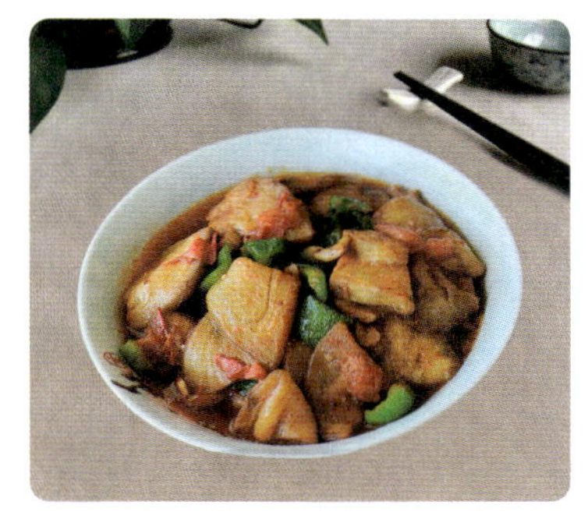

烧茄子

功效：茄子味甘性凉，具有清热活血，止痛消肿，消痈，杀虫，消肿，通便的功效。

适宜人群：适宜动脉硬化、高血压、心脏病、热毒痈疮、口舌生疮等人群。还能清热解暑，对于容易长痱子、生疮疖的人群尤为适宜。

饮食禁忌：脾胃虚寒、体弱、便溏者不宜多食。

材料：圆茄子500g，青椒100g，西红柿100g。

调料：盐，蒜，花椒粉，生抽。

做法：

1. 茄子洗净，去皮去蒂，切成5cm见方大块；青椒洗净去籽，切成方块，西红柿洗净，切小块备用；蒜切大片。

2. 起锅，放入适量油，倒入茄子，小火耐心煸炒（期间用铲子压挤吸了油的茄子，加快其成熟速度），至茄子全部熟透，盛出。

3. 原锅根据剩余油量补少许油，油热后放入花椒粉、蒜片，爆香，将青椒加入，稍加煸炒后，加入西红柿，茄子一同翻炒，加入适量盐、生抽，炒至西红柿完全软烂，关火出锅即可。

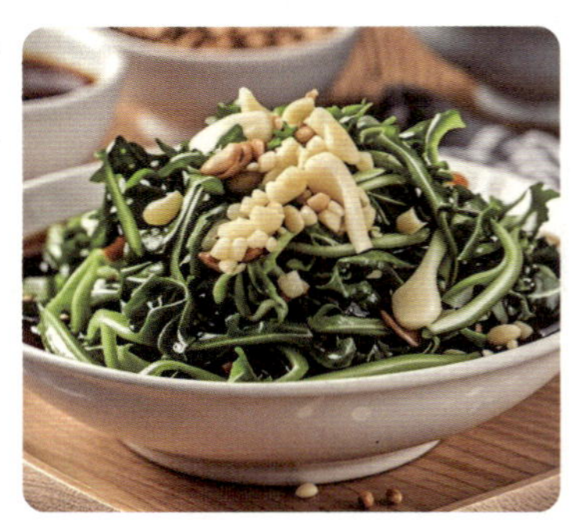

功效：苦菜味苦性寒，具有清热解毒，清肝明目，清除心火，降低血压，补心，凉血止血，除黄，杀虫，破瘀排脓，解暑的功效。

适宜人群：苦菜中含有蒲公英醇、胆碱等成分，有较强的杀菌作用，黄疸型肝炎、咽喉炎、细菌性痢疾、感冒发热及慢性气管炎、扁桃体炎患者适宜食用。苦菜具有清肝明目的功效，因为苦味能够很好地清除肝火，肝火上炎所导致的眼睛红肿、视物模糊、双眼干涩者食用有一定效果。苦菜的苦味还能够很好地清除心火，对于心火旺盛所导致的心烦意乱、心神不宁、失眠多梦等症状，适当食用苦菜可以达到养血安神、提高睡眠质量的作用。苦菜对于高血压、高血脂、高血糖等“三高”患者，也能发挥一定的保健作用，有助于降低指标，控制病情。

饮食禁忌：苦菜为寒性食物，脾胃虚寒、体质虚寒、气虚体弱者以及孕妇等人群不宜多吃，以免引起腹泻、腹痛等不适症状，不利于病情的恢复。同时，在食用苦菜时也应适量，避免过量摄入带来的不良影响。

材料：苦菜 200g。

调料：盐，蒜末，生抽，香醋。

做法：

1. 苦菜去根洗净备用；
2. 锅内加足量水，加少量油、少量盐，烧开后将苦菜炒熟，过凉沥干；
3. 加入蒜末、适量生抽、香醋、盐，拌匀即可。

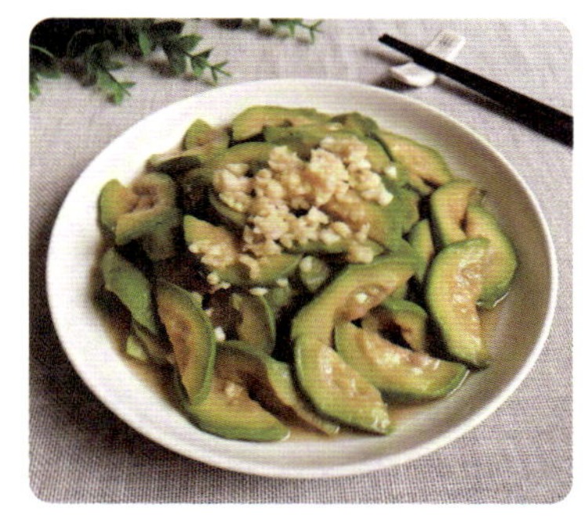

功效：瓠子味甘性凉，具有清热解毒，利尿消肿，润肺止咳，通肠的功效。

适宜人群：适合大多数人食用，尤其适合夏季烦热口渴、热病口干、心脏性水肿、肾炎水肿、肝硬化腹水、黄疸等人群。孕妇食用瓠子有助于补充孕期所需的营养，如维生素A、B、C和胡萝卜素，促进营养吸收，缓解便秘、牙龈疾病。

饮食禁忌：脾胃虚寒、消渴者应慎食。孕妇食用时，需注意选择不苦的瓠子，且要彻底烹煮熟才能食用。

材料：瓠子300g。

调料：花椒粉，盐，蒜，生抽。

做法：

1. 瓠子洗净去皮，纵向劈成两半，切薄片；

2. 起锅，放入适量油，油热后加入花椒粉、蒜末爆香，加入瓠子翻炒，将熟时，加入适量盐、生抽，翻炒均匀，出锅即可。

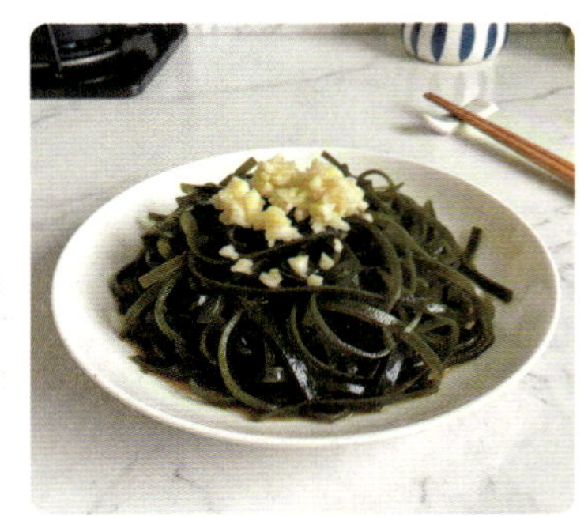

功效：海带味咸，性凉，具有软坚散结，行水化湿，解酒消食的功效。

适宜人群：适合大多数人食用，特别是夏季消暑的好选择。尤其适合消渴、水肿、免疫力低下人群，因热量不高，也适合减肥人群食用。

饮食禁忌：脾胃虚寒、甲亢患者慎食。孕妇和乳母应适量食用，建议每次不超过 50g，一周食用 2~3 次。

材料：干海带 50g。

调料：盐，蒜，生抽，香醋。

做法：

1. 将海带用清水浸泡 4 小时，彻底泡发后，洗净控水，切成细丝备用；
2. 锅内放足量水，放少许油、盐，水开后放入海带丝焯 2 分钟后，过凉，沥干；
3. 加入蒜末，生抽，香醋，适量盐，拌匀即可。

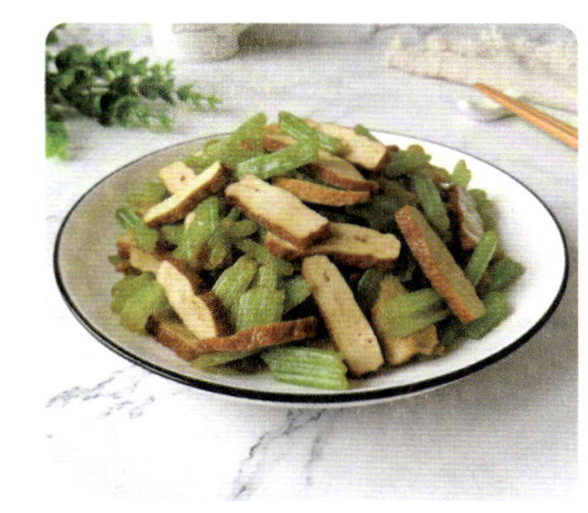

芹菜香干

功效： 芹菜味甘性凉，具有清胃，涤热，祛风，利口齿、咽喉、头目的功效；香干，偏凉性，含有大量蛋白质、碳水化合物、钙、磷、铁等多种人体所需的矿物质。

适宜人群： 热性体质、肝火重、营养不良、身体虚弱、便秘人群。

饮食禁忌： 脾胃虚寒、大便腹泻者慎食。

材料： 芹菜 200g，香干 150g。

调料： 盐，花椒粉。

做法：

1. 芹菜去根洗净，摘筋，切成段，香干切薄片备用；
2. 起锅，加少量油，油热后，加入花椒粉爆香；
3. 加入芹菜及香干，转大火，迅速翻炒至闻到芹菜香味，关火，加适量盐，搅拌均匀，出锅即可。

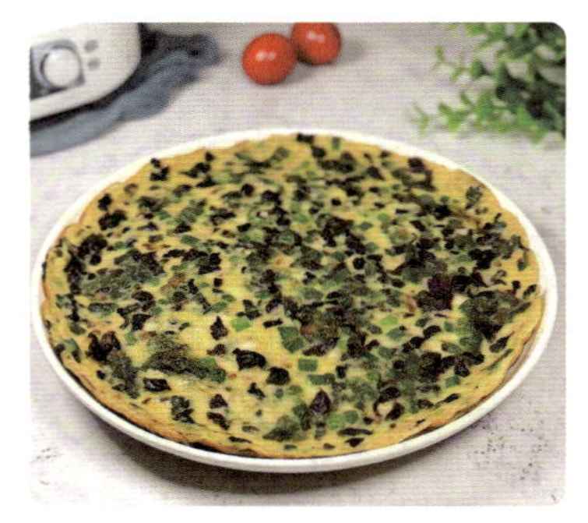

功效：紫苏叶味辛、甘，性温，具有下气，安胎，活血定痛，和中开胃，止嗽消痰，化食，散风寒的功效。鸡蛋味甘性平，具有补血，安胎，镇心，清热，开音，止渴，濡燥，除烦，解毒，息风，润下，止逆的功效。

适宜人群：风寒感冒、脾胃不和、身体虚弱、湿气重者。

饮食禁忌：紫苏，气弱多汗，脾虚易泻者应忌食。鸡蛋多食动风、阻气，有外感及疟疾，黄疸，疳积，痞满，肿满，肝郁，痰饮，脚气，痘疹者，皆不可食。

材料：紫苏叶 50g，鸡蛋 4 颗。

调料：盐。

做法：

1. 紫苏叶洗净后切成碎末；
2. 鸡蛋打散，搅匀后加入紫苏叶末、适量盐；
3. 起锅，加入少量油，油五成热时加入搅拌好的蛋液，摊匀，两面烘成金黄色，出锅即可。

桂花糯米藕

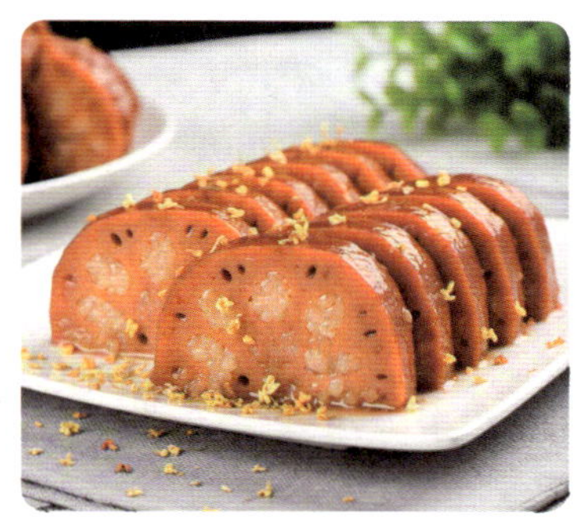

功效：桂花味辛性温，具有暖胃，下气，和营，燥湿，祛风，杀虫，止痛的功效。糯米味甘性温，具有补肺气，充胃津，暖水脏的功效。莲藕味甘性平，具有补虚，养心生血，开胃舒郁，止泻充饥的功效。

适宜人群：脾胃虚弱、体质虚弱、需要补气的人群。

饮食禁忌：桂花，对血虚内热人群，以及患有温、暑、流感诸病均应忌食。糯米不可频食，因为其性太过黏滞，非常难消化，小儿、病后尤当忌之。

材料：莲藕 1000g，糯米 200g，冰糖 100g，红糖 50g，糖桂花 100g。

做法：

1. 糯米提前一天泡发；
2. 莲藕削皮洗净，一边去头；
3. 把没有去头的一边立着放在手心，从去头的一边开始往里面塞糯米，一边塞一边用筷子塞实；
4. 塞好后上锅蒸 45 分钟；
5. 另起锅，加适量的水，倒入冰糖、糖桂花、红糖，小火烧开后用淀粉勾芡，关火放凉；
6. 藕出锅后放凉，倒入做好的桂花汁，放入冰箱冷却 1 天即可。

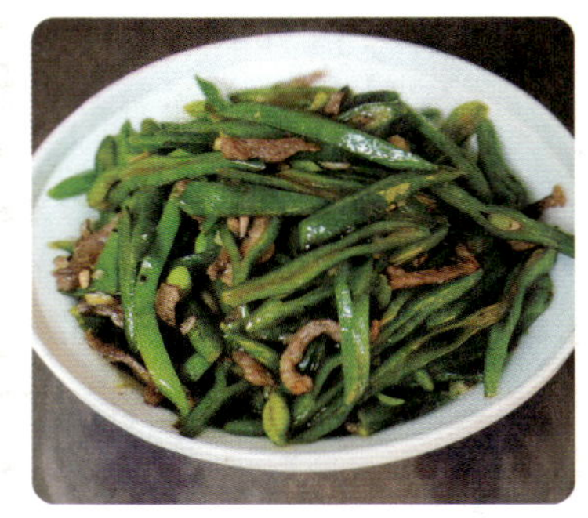

功效：扁豆味甘性平，具有下气止呕，清暑生津，解毒消肿，安胎去湿的功效。

适宜人群：脾胃虚弱、体质虚弱、夏季易上火者适宜。

饮食禁忌：寒热病、疟疾患者忌食扁豆。生扁豆或未熟透的扁豆中含有天然的植物毒素，食用后可能导致中毒。因此，在烹饪时，一定要确保扁豆完全熟透。扁豆不可过量食用，易导致消化不良、腹胀等问题。

材料：扁豆 200g，猪瘦肉 50g。

调料：蒜，盐，酱油。

做法：

1. 瘦肉切丝，扁豆洗净切丝。

2. 炒锅倒油，倒入蒜末爆香，加入肉丝，小火煸炒至肉丝变色，加入适量酱油；

3. 将扁豆丝倒入，继续翻炒至断生；

4. 加适量盐，加入少量清水，盖盖子焖 5 分钟，出锅即可。

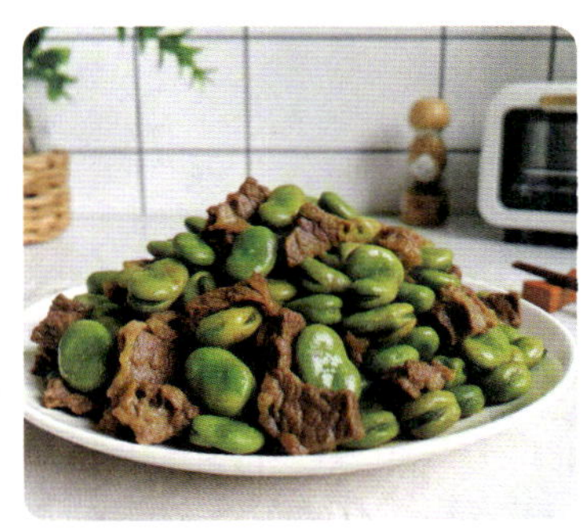

功效：蚕豆味甘，性平，具有健脾利湿，和胃止血，利尿解毒的功效。牛肉味甘性温，具有补脾胃，益气养血，强筋壮骨，止消渴，消水肿的功效。二味共用，可补虚健脾，化气行水。

适宜人群：脾胃虚弱、贫血、水肿等人群。尤其适合改善虚性妊娠水肿。

饮食禁忌：少数人群对蚕豆过敏，禁食。消化功能不佳者禁食。

材料：牛肉250g，蚕豆250g。

调料：葱段，蒜片，姜片，料酒。

做法：

1. 牛肉整块置入清水中3小时，泡出血水；
2. 泡好的牛肉切成小片；
3. 锅内加水烧开，加入2片生姜，少许料酒，放入牛肉焯水2分钟，捞出沥干；
4. 另起锅，烧热后，倒入适量油，加入姜片，葱段，蒜片，爆出香味后，加入牛肉片，小火翻炒2分钟，加入适量生抽、料酒，炒至牛肉变色；
5. 加入蚕豆，继续翻炒至闻到豆香；
6. 加入适量开水，没过食材，转小火炖2小时即可。

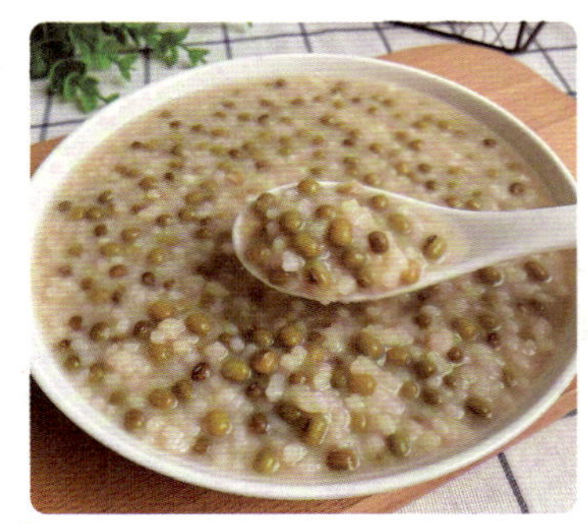

绿豆粳米粥

功效：绿豆味甘性凉，具有清胆养胃，解暑止渴，润皮肤，消浮肿，利小便，止泻痢的功效。粳米性平味甘，具有补气健脾、除烦渴、止泻痢的功效。

适宜人群：夏季烦热、口渴、小便不利、脾胃虚弱、食欲不振的人群。

饮食禁忌：脾胃虚寒者慎食。

材料：绿豆20g，粳米100g。

做法：

1. 先将绿豆用温水浸泡2小时；

2. 将泡好的绿豆与淘洗干净的粳米一同入锅，加适量水，先用武火烧开，再转用文火熬煮成稀粥，期间应尽量不搅动。

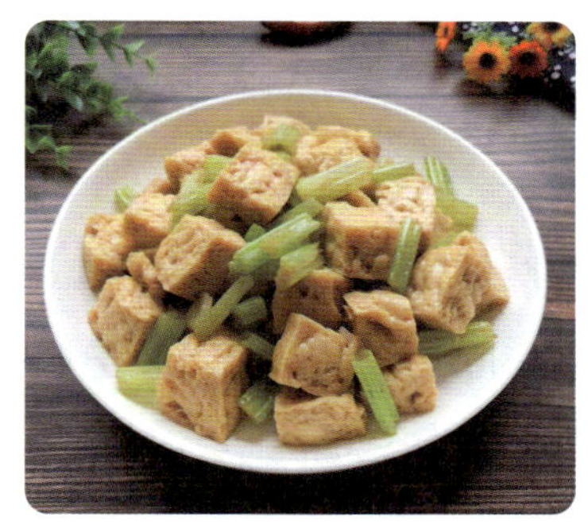

凉拌面筋

功效：面筋味甘性凉，具有解热，止渴消烦，解毒祛瘀的功效。

适宜人群：适合大多数人食用，尤其是体质虚弱、经常劳累的人。孕妇食用可以补充营养，预防流产和早产，还能促进胎儿的脑部发育和提高抵抗力。

饮食禁忌：消化不良人群尽量不吃。对面筋过敏的人群禁食，以免出现腹泻、呕吐等不良反应。

材料：面筋200g、芹菜100g。

调料：蒜、醋、花椒油、生抽、盐、辣椒油。

做法：

1. 芹菜切为小段，面筋切成小块备用；

2. 面筋焯水后控干水分放凉；

3. 芹菜焯水后过凉，控干水分；

4. 面筋与芹菜混合后，加入适量蒜末、花椒油、生抽、盐，（根据口味加入适量辣椒油），拌匀即可。

孕期——秋季食谱

秋季是自然界阳气收敛、阴气渐长的季节。中医认为，秋季养生应注重养阴润燥、调和阴阳。孕期秋季的饮食原则应以滋阴润燥为主。

1. 养阴润燥

（1）多吃滋润食物：秋季空气干燥，孕妇易出现口干舌燥、皮肤干燥等症状。中医建议多吃具有滋阴润燥作用的食物，如百合、银耳、雪梨、蜂蜜等，这些食物能够润肺生津，缓解干燥不适。

（2）适量饮水：秋季应增加饮水量，保持体内水分充足，促进新陈代谢，预防便秘。

2. 调理脾胃

（1）温和清淡饮食：秋季饮食应以温和、清淡为主，避免过于油腻和辛辣的食物，以免加重脾胃负担。

（2）多吃粗粮：如玉米、小米、红薯等，这些食物富含膳食纤维，有助于促进肠胃蠕动，预防便秘。

3. 营养均衡

（1）增加蛋白质摄入：蛋白质是胎儿生长发育的重要物质基础，孕妇应适量增加优质蛋白质的摄入，如瘦肉、鱼、蛋、奶及豆制品等。

（2）维生素和矿物质：秋季孕妇应多吃新鲜蔬菜和水果，以补充维生素和矿物质，增强免疫力。同时，注意叶酸的摄入，对胎儿神经管发育至关重要。

4. 避免寒凉食物

秋季虽凉爽，但孕妇应避免食用过于寒凉的食物，如螃蟹、甲鱼等，以免损伤脾胃，引起腹泻或流产。

5. 忌贸然进补

秋季进补之前应有一个调整适应时期，先补食一些富有营养、清淡又易消化的食物过度，如茯苓、山药、小米等。进补应以温热食物为主，如红枣、桂圆、核桃等，有助于温补气血，增强体质。

6. 忌大量食用水果

孕妇应减少消暑瓜果的食用量，特别是性寒的水果如柿子、梨、香蕉等，以免引起胃肠疾病或腹泻。

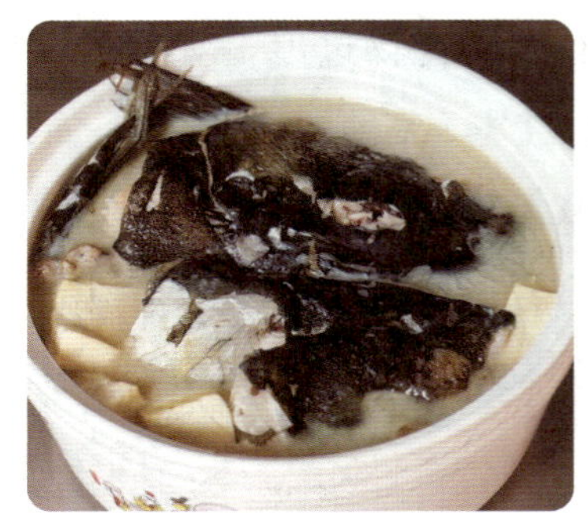

功效：鳙鱼俗称大头鱼，其味甘性温；豆腐味甘性凉。两者结合有益气和中、补脑凝神、清热解毒、益智健脑的功效。

适宜人群：一般人群均可食用，特别适合老年人、记忆力减退者以及需要补充营养的孕妇和儿童。

饮食禁忌：鳙鱼多食动风热，发疥。内热、风热人群，瘙痒性皮肤病、荨麻疹、癣病等人群均应慎食。痛风患者应少食或禁食。

材料：鳙鱼头 1 个，豆腐 300g。

调料：葱，姜，蒜，八角，花椒，白砂糖，料酒，酱油。

做法：

1. 鳙鱼头去鳃，洗净后，沿纵向劈为两半，放适量料酒，盐，腌制 10 分钟；豆腐切块备用；
2. 起锅，加适量油，放入葱、姜、蒜爆香；
3. 将鱼头放入，小火煎至两面金黄；
4. 加入开水，中火煮 15 分钟；
5. 放入豆腐，改小火焖煮 10 分钟即可。

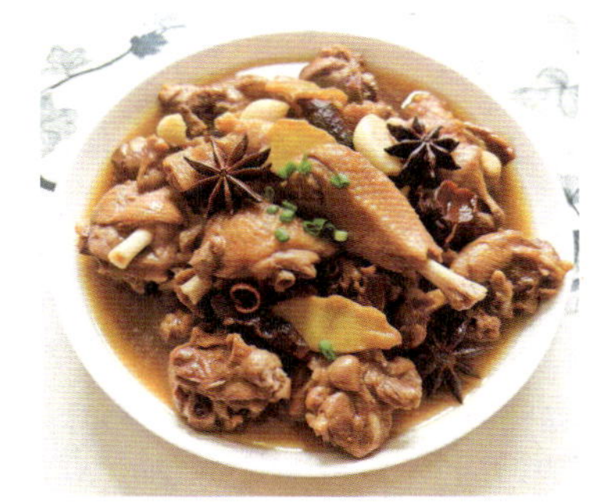

啤酒鸭

功效：鸭肉味甘性凉，具有滋五脏之阴，清虚劳之热，补血行水，养胃生津，止嗽息惊的功效。

适宜人群：体内有热的人适宜食鸭肉，体质虚弱、食欲不振、发热、大便干燥的人食之更为有益。

饮食禁忌：鸭肉多食滞气、滑肠，凡阳虚脾弱，外感未清，患有痞胀，脚气，便泻，肠风的人，都应忌食鸭肉。

材料：鸭子半只，啤酒1罐。

调料：葱、姜，蒜，八角，桂皮，盐，生抽，老抽，冰糖。

做法：

1. 鸭子切块，焯水2分钟，捞出冲净沥干；
2. 起锅，加少许油，放入葱、姜、蒜、八角、桂皮，炒出香味，放入鸭子翻炒至表皮紧缩；
3. 放入适量生抽、老抽、盐，翻炒均匀；
4. 倒入啤酒，加少量冰糖，大火烧开后，转小火炖40分钟；
5. 大火收汁即可；
6. 加入适量冰糖、盐调味。

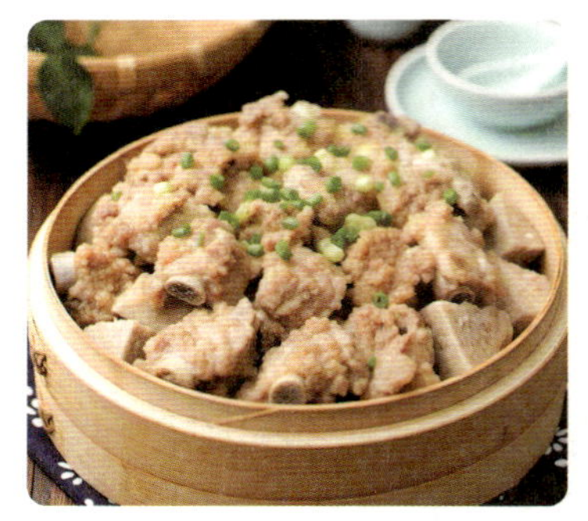

功效：芋头味甘性滑，具有利胎，补虚涤垢的功效。

适宜人群：糖尿病患者。

饮食禁忌：有胀满症状的人群应忌食。

材料：排骨 300g，芋头 400g，糯米 100g。

调料：腐乳，八角，花椒，桂皮，盐。

做法：

1. 糯米加适量八角，桂皮，花椒，香叶放入锅中小火煸炒至微黄；

2. 炒好的糯米晾凉后，挑出调料，放入搅拌器打碎为微小的米粒；（以上两步，也可直接购买成品蒸肉米粉代替）

3. 排骨用清水浸泡 1 个小时，去掉血水，清洗干净，加入姜末，盐，料酒，抓匀腌制 10 分钟，芋头去皮，切成小块备用；

4. 将排骨，芋头放入容器，倒入蒸肉米粉，腐乳汁，搅拌均匀；

5. 上锅蒸 1 个小时即可。

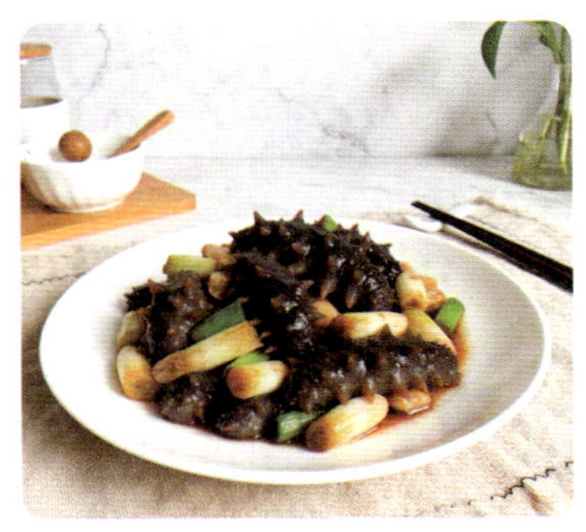

葱烧海参

功效：葱味辛、甘，性平，具有利肺通阳，散痈肿，祛风达表，安胎止痛，通乳和营的功效。海参味咸性温，具有补肾益精，养血润燥，健阳，调经，养胎，利产的功效。

适宜人群：身体虚弱，免疫力低下，肾虚导致的阳痿、遗精人群；孕妇食海参可促进胎儿智力发育，补充营养，补血养气，补肾养胎。

饮食禁忌：海参，对于脾弱不运，咳嗽痰多，便滑，外感未痊愈者，都应忌食。孕妇应适量食用海参，每周吃 1 ～ 2 次即可，否则容易造成营养过剩，胎儿太大。

材料：干海参 3 根，葱白 2 根。

调料：生抽，料酒，白糖。

做法：

1. 海参先用冷水泡发一天后，剪开海参清内脏；

2. 清洗干净的海参，放锅里煮开后关火静置到常温。换新的净水放冰箱冷藏泡发 24 小时。之后重复煮、泡发的步骤，直到海参捏起来有弹性，可以轻松掐断。不同的海参泡发天数不同，需自行判断；

3. 葱白切成 5cm 长的大段；

4. 起锅，加入适量油，待油温四成热时，倒入葱段，小火细心煸炒，至葱段表皮微糊，有浓郁的葱油味后，将葱白捞出；

5. 锅中倒入海参，加入适量生抽、料酒、盐，翻炒 3 分钟后，加入之前炒好的葱白，翻炒均匀，勾芡，出锅即可。

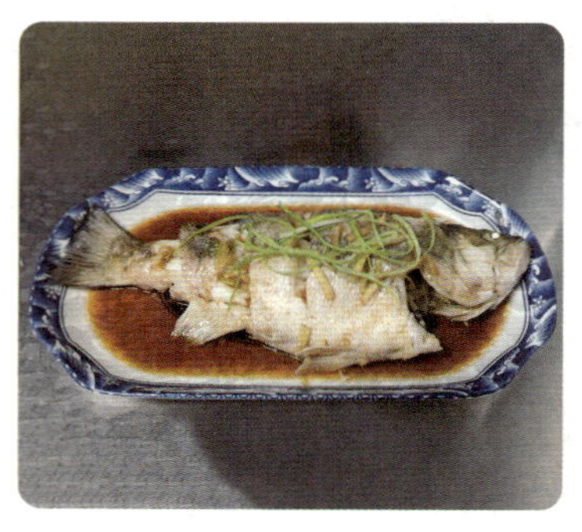

功效: 鲈鱼味甘性温，有微毒，具有开胃，安胎，健脾益气，补肾，疏肝，保护心脏的功效。

适宜人群: 鲈鱼营养丰富，一般人群均可食用。尤其适宜贫血头晕，妇女妊娠水肿，胎动不安之人食用，此外，鲈鱼含有丰富的维生素D和铁，适合儿童、备孕、孕期、产后等人群食用。

饮食禁忌: 鲈鱼多食会发疮，患癣。患出血性疾病者不宜多吃鲈鱼，患痛风、肝硬化者禁食鲈鱼。

材料: 鲈鱼1条。

调料: 葱，姜，料酒，生抽。

做法:

1. 鲈鱼去鳞，去鳃，去内脏，洗净后，两面斜打花刀；葱、姜切丝备用；
2. 用适量的盐和料酒均匀涂抹鱼身和肚子里面，再分别在鱼身，肚子里面放入葱、姜丝，腌制15分钟；
3. 腌好的鲈鱼撒适量生抽，上锅蒸10分钟即可。

附注: 鲈鱼的肝毒性最强，所以内脏一定要清理干净。清蒸做法简单，不加油，是非常健康的吃法。

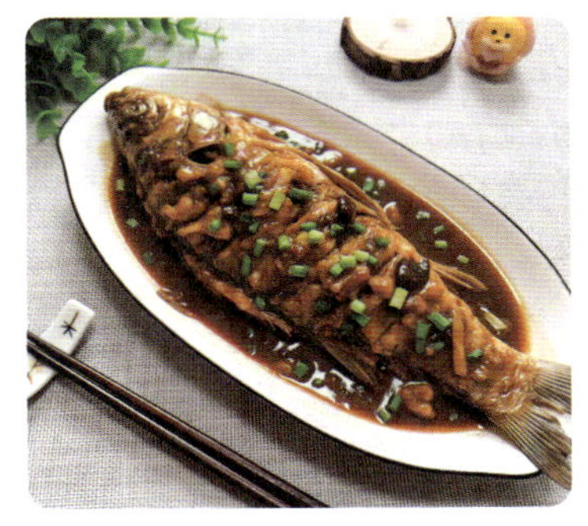

红烧鲤鱼

功效：鲤鱼味甘性温。具有利水下气，通乳安胎，健脾和胃的功效。

适宜人群：鲤鱼能够安胎通乳，缓解妊娠水肿，适合孕妇在孕期和产后适量食用，不要多食。另外，营养不良性水肿、肾炎水肿、脚气浮肿、咳喘、黄疸、肝炎、肝硬化、腹水等患者也适宜食用。

饮食禁忌：鲤鱼多食热中，热则生风，变生诸病。素体阳亢及疮疡者慎食，流感后及有宿证者均忌，醉者尤甚。鲤鱼与南瓜、杨梅、猪肝、紫苏叶、甘草、麦冬、狗肉、咸菜等食物相克，不宜同食。

材料：鲤鱼1条。

调料：葱，姜，蒜，八角，花椒，白砂糖，料酒，酱油。

做法：

1. 鲤鱼去鳞，去鳃，去内脏，洗净后，在两面的头尾部各切一刀，抽出筋线；葱斜刀切段，姜切片备用；
2. 鱼身两面划刀，抹适量的盐和料酒，撒姜片和葱段，腌制20分钟；
3. 起锅，加适量油，油热后调为小火，将鲤鱼放入，煎至两面金黄后盛出；
4. 锅内放入葱、姜、蒜、八角、花椒爆香；
5. 加适量白砂糖，炒至熔化，烹入料酒、酱油，加足量清水，大火烧开；
6. 放入煎好的鱼，转中火盖盖焖15分钟，开盖，大火收汁，出锅，撒葱花即可。

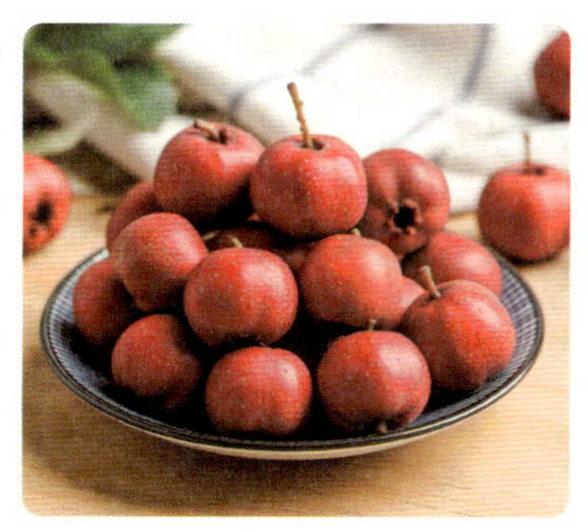

功效：山楂，又称红果、山里红，在中医里是一味常用的药食同源食材。其味酸、甘，性微温，归脾、胃、肝经。具有消食健胃、行气散瘀、化浊降脂、增强免疫、抗氧化等功效。山楂还含有多种有机酸，能促进胃酸分泌，帮助消化，尤其对肉类食物的消化效果显著。

适宜人群：一般人群均可食用，有助于儿童、老人、消化不良人群促进消化，改善食欲不振；对伤风感冒者起到一定辅助缓解作用，但不能替代药物治疗。孕妇食用山楂可以缓解孕吐、促进消化、利尿消肿。

饮食禁忌：山楂虽好，但一定不要食用过量，过量食用可能导致胃酸分泌过多，引起胃痛、胃胀等不适症状。应避免与海鲜、猪肝、奶制品、柿子、菠菜等食物一起吃，以免形成不易消化的沉淀物或影响营养吸收；避免与抗生素、降压药物、抗凝血药物、抗酸药物、止泻药物等一起吃，以免影响药效或引起不良反应。

孕妇除了避免过量食用导致胃酸过多等问题，还应警惕山楂具有活血化瘀的作用，可能会刺激子宫收缩，增加早产或流产的风险。因此，建议孕妇每天食用 2 ～ 3 颗较为适宜。

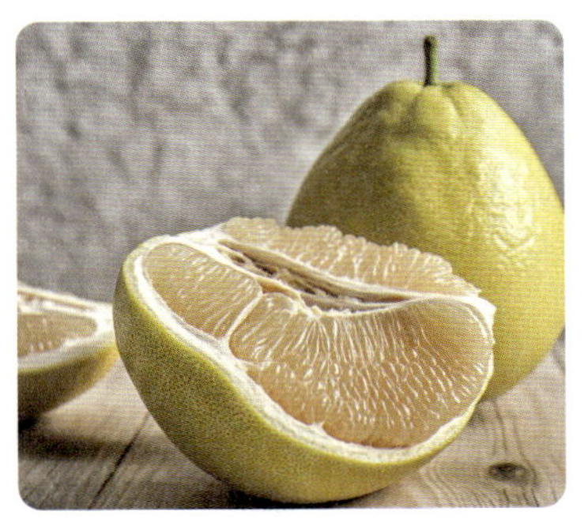

功效：柚子味酸性寒，具有清热化痰，款中下气，润肺止咳，辟臭，消食，解酒的功效。

适宜人群：适合多种人群食用，包括便秘人群、消化不良人群、营养不良人群等，此外，柚子对于孕妇也是有益的，它含有丰富的维生素C、叶酸和其他矿物质，有助于增强免疫力、促进铁吸收、维持皮肤健康，并有助于胎儿的生长发育。

饮食禁忌：柚子多食滑肠，停饮，伤肺，寒中。凡气虚脾弱，患有风寒类疾病，产妇、小儿及诸病后都应忌食。血压高的孕妇慎食柚子，且孕妇每天食用柚子不宜超过四分之一个。

附注：柚子中含有的呋喃香豆素类化合物可以抑制药物代谢酶细胞色素P450的活性，从而影响某些药物的代谢，导致药物浓度增加，进而可能引发不良反应或使药效增强。柚子不要与降压药、降脂药、抗过敏药、镇静催眠药、免疫调节剂、抗生素、抗心律失常药等同食。

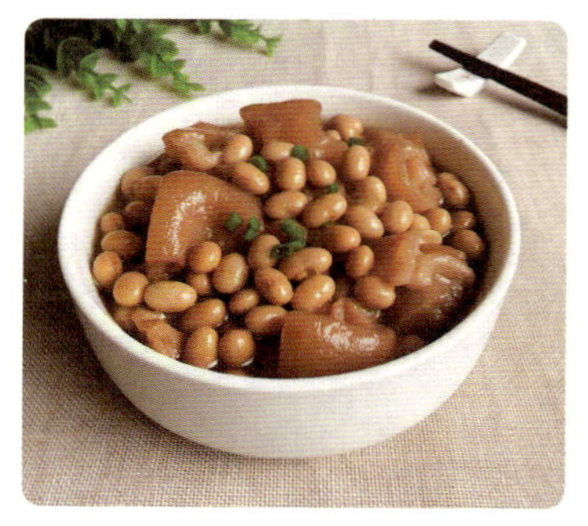

功效：猪皮味甘性凉，具有滋阴补虚，清热利咽，治下利，心烦，健脾利水的功效。

适宜人群：适合各个年龄段的人群食用，尤其是女性朋友，可以滋补身体、美容养颜。另外，阴虚内热，妇女血枯、月经不调者也适宜食用。

饮食禁忌：黄豆在消化吸收过程中会产生过多的气体造成胀肚，故孕妇、肥胖、消化功能不良、有慢性消化道疾病的人应少食。胃寒者和易腹泻、腹胀、脾虚者以及常出现遗精的肾亏者不宜多食，子宫肌瘤、乳腺癌患者忌食。

材料：黄豆 100g，猪皮 50g。

调料：八角，桂皮，盐，姜，生抽，老抽。

做法：

1. 黄豆提前 4 小时用冷水泡发；葱切段，姜切片备用；
2. 锅内放足量水，水开后下入黄豆，撇掉表面浮沫，焯 2 分钟后捞出；
3. 将猪皮放入锅内焯水至皮变成透明后捞出；
4. 猪皮趁热刮去内侧肥肉，切小段；
5. 起锅，放少量油，放姜片、葱段爆香，加入黄豆和猪皮，略微翻炒，加足量清水，放 2 粒八角，1 小段桂皮，加入适量生抽、老抽，大火烧开后转小火，炖 1 小时左右；
6. 加入适量盐，继续炖至黄豆软烂，汤汁黏稠即可。

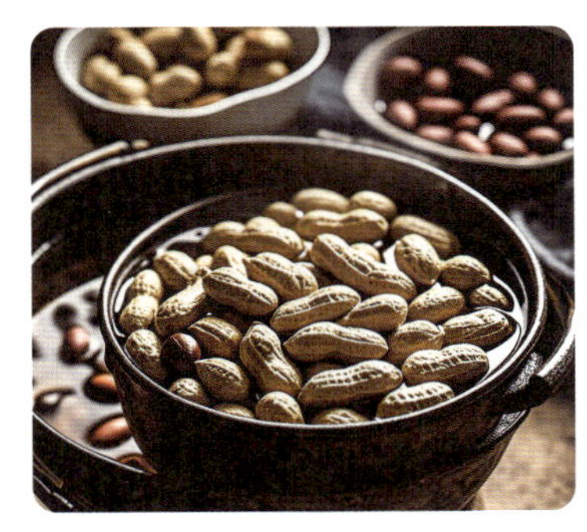

煮花生

功效：花生味甘性平，具有润肺化痰，健脾养胃，补血止血的功效。

适宜人群：适合大多数人食用，尤其是脾胃虚弱、咳嗽痰多、脑力劳动者。花生富含蛋白质、脂肪、纤维素以及多种维生素和矿物质，有益于孕妇的营养摄入。

饮食禁忌：体寒湿滞及肠滑便泄者应禁食，有胆囊切除、急性胆囊炎、胆结石急性发作、急性肝炎或胰腺炎等问题都应禁食。体内有火的人只适合吃煮花生，而不应吃炸花生。花生含有较多脂类成分，每次不宜多吃。

材料：带壳花生 300g。

调料：八角，桂皮，盐。

做法：

1. 带壳花生洗净入锅，加入 2 粒八角、1 小段桂皮、适量盐；

2. 加水没过花生，大火烧开转中火，闻到花生香味，关火出锅，放凉即可。

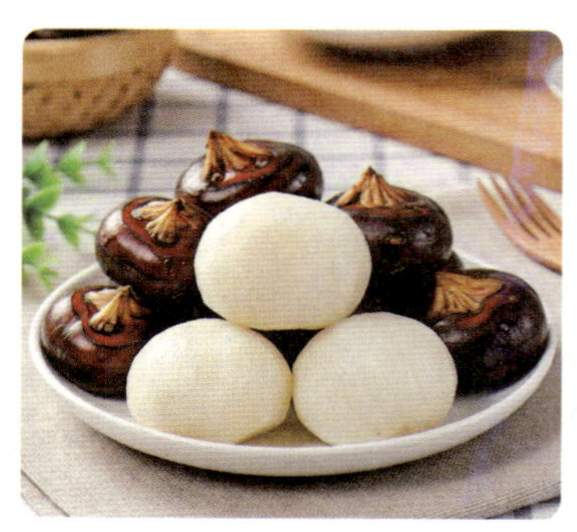

功效：荸荠味甘性寒，具有清热利湿，消食，解酒，疗膈，杀疳，化铜，辟蛊，除黄，泄胀，治痢，调崩的功效。

适宜人群：荸荠有果中圣品之称，适宜大多数人群食用。对全身浮肿、小便不利或小便短少，烦热口渴、咽干燥痛、消化不良者，尤其发热人群更为有益。荸荠营养丰富，孕妇可以适量食用，以摄取其中的营养成分，一定要确保充分清洗干净并煮熟、煮透。

饮食禁忌：荸荠多食易患胀痛，中气虚寒者忌之。孕妇不宜多吃，尤其是孕早期，荸荠属于寒性滑利之品，能促使子宫收缩，有诱发流产的可能。

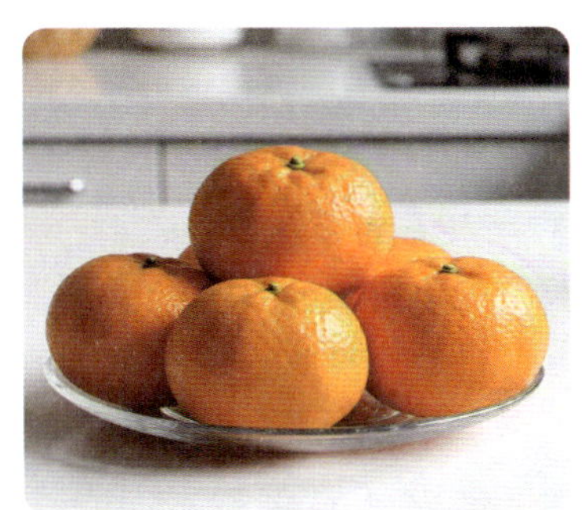

功效：柑味甘、酸，性凉，具有清热解毒，生津止渴，解酒利尿，润肺止咳的功效。

适宜人群：柑适宜大多数人群食用，特别是体质燥热、易上火的人群，以及需要补充维生素C、促进消化、润肺止咳、增强免疫力的人群。柑富含维生素C和膳食纤维，有助于孕妇促进消化、降低胆固醇、美白提神和预防胎儿神经管畸形。

饮食禁忌：柑多食滑肠，停饮，伤肺，寒中。凡气虚脾弱，患有风寒类疾病，产妇、小儿及诸病后都应忌食。孕妇每天吃柑不应该超过2个，总重量在150g以内，避免过量食用导致的不适症状。在饭后2小时食用柑，避免空腹食用。

功效：橙子味甘、酸，性凉，具有生津止渴、止咳、止呕，宽胸化痰、消食、去油腻、清肠、防癌、防感冒等功效。

适宜人群：橙子中的营养成分对孕妇和胎儿都有益，可以促进肠道的消化，预防便秘，还能治疗感冒，促进食欲，缓解孕吐。对饮酒过多、宿醉未醒、胸膈满闷、恶心欲吐等人群也有益。

饮食禁忌：脾胃虚寒、怕冷怕凉、餐后腹胀的人应当少吃。孕妇不可多食，以免糖分摄入过多导致妊娠糖尿病。同时，橙子偏凉性，一次不要吃太多，以免伤肝气，发虚热。不宜空腹食用，不宜与牛奶、虾同食。

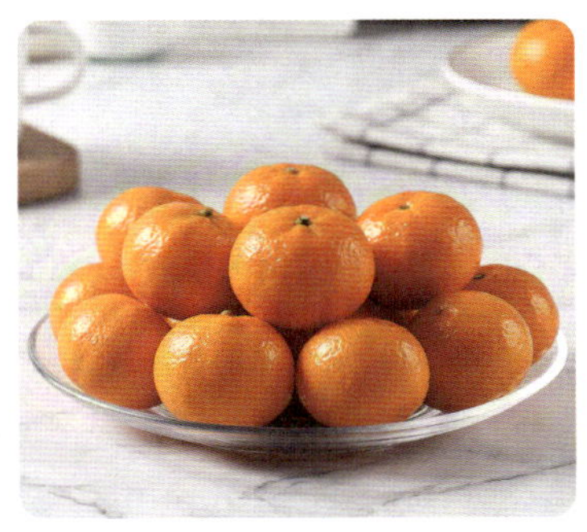

功效：桔子味甘、酸，性温，具有开胃理气、润肺止渴的功效。

适宜人群：适合体质偏寒、胃阴不足、口干多饮、呃逆反胃、咳嗽等症状的人。桔子中的维生素C和其他营养成分对胎儿的生长发育有益，同时能改善孕妇的胃肠道不适症状，增进食欲。

饮食禁忌：桔子多食生痰聚饮，风寒咳嗽及有痰饮者，勿食。孕妇应适量食用，避免过量导致上火或其他不适。另外，味酸的桔子，恋膈滞肺，对人体无益，应忌食，应改食蜜桔。

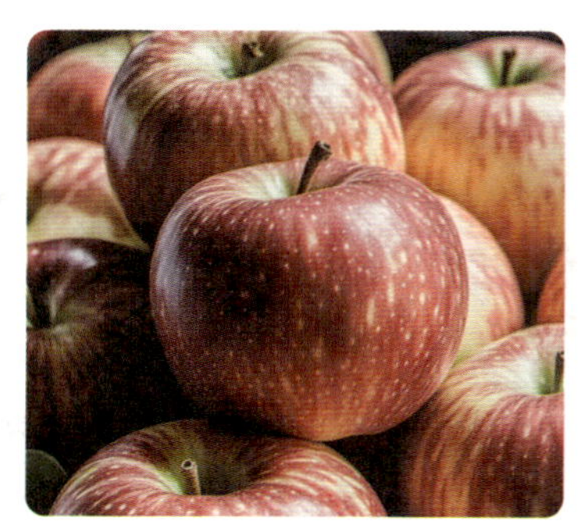

功效：苹果味甘性凉，具有生津润肺、除烦解暑、开胃醒酒、促进消化的功效。

适宜人群：一般人群均适合，尤其适合肥胖、便秘、贫血、醉酒、慢性胃炎、消化不良、气滞不通、慢性腹泻、高血压、高脂血症和维生素缺乏者。孕妇每天吃 1 个苹果有助于胎儿健康发育和缓解孕期反应。

饮食禁忌：不宜与海鲜同食。胃寒症状者忌生食苹果。孕妇避免过量食用、空腹食用苹果。苹果核中含有有害物质，忌食。

梨

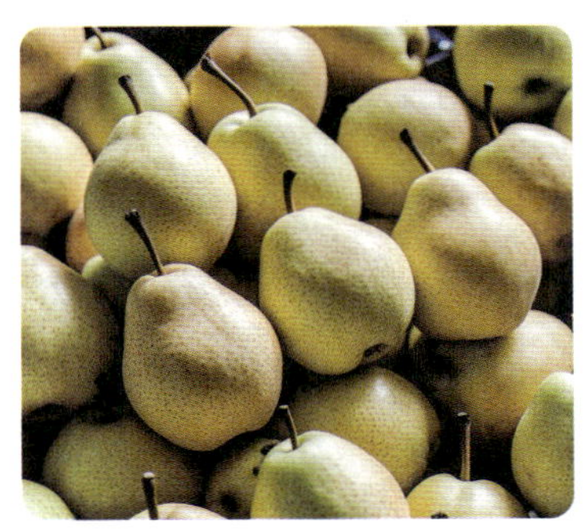

功效：梨味甘性凉，具有润肺，清胃，凉心，涤热息风，化痰止嗽，养阴濡燥，散结通肠，消痈疽，止烦渴的功效。

适宜人群：一般人群均可食用，尤其适宜咳嗽痰稠或无痰、咽喉发痒干疼者，慢性支气管炎、肺结核患者，高血压、心脏病、肝炎、肝硬化患者，饮酒后或宿醉未醒者。孕妇适量食用梨可以清热解毒、降压、预防妊娠水肿和妊娠高血压，还能提亮肤色、润滑肌肤。

饮食禁忌：脾胃虚寒、畏冷者慎食。中虚寒泻者，乳妇，有外伤者都应忌食。新产及病后，须蒸熟食之。

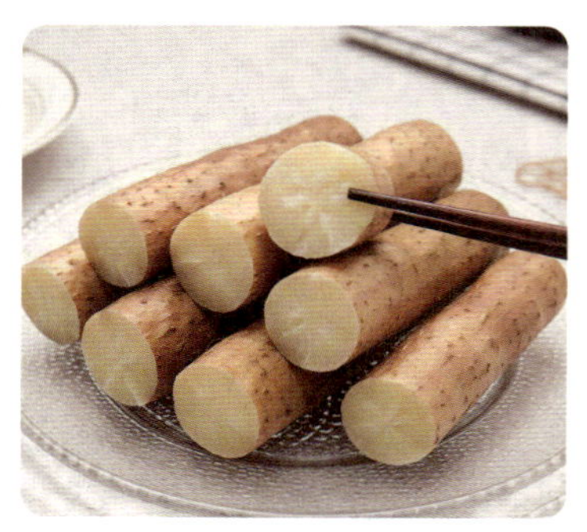

功效：山药味甘性平，具有健脾益胃、润肺止咳、补肾涩精，调二便，强筋骨，丰肌体，辟雾露，清虚热的功效。

适宜人群：适宜患有心脑血管疾病、肺虚咳嗽、消化不良者食用。对于孕妇而言，蒸山药能健脾、益气、固肾、消除疲劳，孕妇可适量食用。

饮食禁忌：湿热体质、气滞胀满者应忌食山药。

材料：铁棍山药200g。

调料：蜂蜜。

做法：

1. 铁棍山药在灶火上烤一下，将其表面毛须烤掉，然后洗干净，切成段；

2. 切段的山药上锅蒸15分钟，出锅；

3. 吃时蘸蜂蜜或白糖，或者什么都不蘸均可。

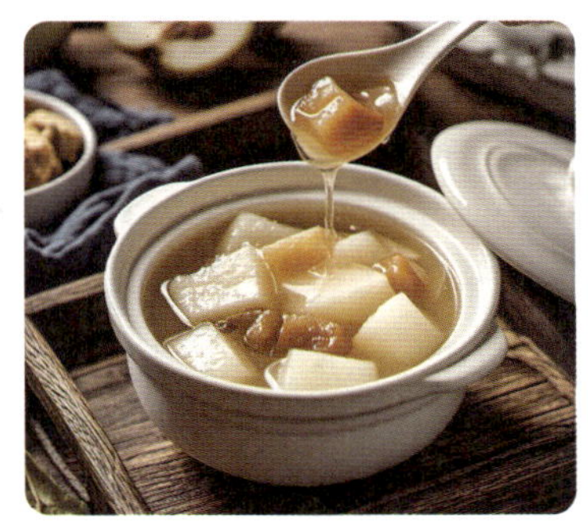

小吊梨汤

功效：梨味甘性凉，具有润肺止咳、清胃、凉心、涤热息风、化痰止嗽、养阴润燥、散结通肠、消痈疽、止烦渴的功效。

适宜人群：适宜有咽喉肿痛、咳嗽咳痰、便秘等症状的人群。孕妇可以适量饮用小吊梨汤，补充营养和缓解咳嗽等症状。

饮食禁忌：中虚寒泻者，乳妇、有外伤者都应忌食。新产及病后，须蒸熟食之。孕妇应确保梨汤中所含食材无过敏反应，方可饮用。

材料：雪花梨 2 个，银耳 20g，话梅 3 颗，冰糖 30g，枸杞子 5g。

做法：

1. 银耳提前一天用冷水泡发；枸杞子用温水泡发 10 分钟；
2. 梨用盐将表皮搓洗干净，去核，带皮切成丁；
3. 锅中放入泡好的银耳、梨丁、话梅、冰糖，倒入 2 倍的水；
4. 大火烧开后，转小火，慢炖 2 小时，加入枸杞子，继续炖 10 分钟即可。

蒸芋头

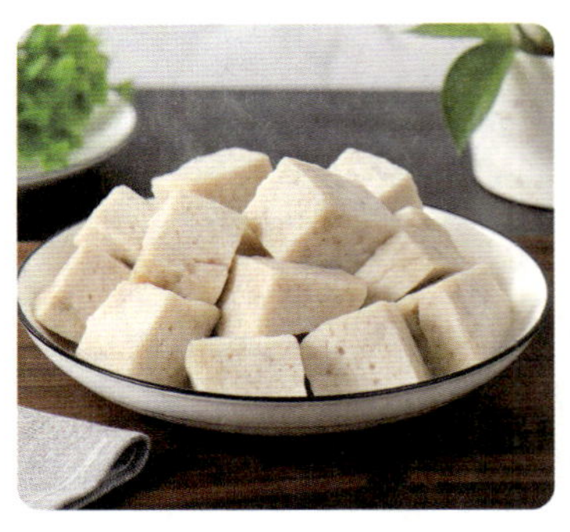

功效：芋头味甘性平，具有利胎，补虚涤垢的功效。

适宜人群：适合大多数人群食用，尤其是消渴者和身体虚弱者。孕妇可以适量食用芋头，因为芋头含有丰富的微量元素，可以增强免疫力，缓解孕期便秘。

饮食禁忌：有胀满症状的人群忌食。不可食用过量，应确保煮熟食用。

材料：芋头 300g。

调料：白糖。

做法：

1. 芋头去皮，切成小块，码入盘中；

2. 上锅蒸至闻到芋头香味，取出，根据个人口味，选择是否蘸糖食用。

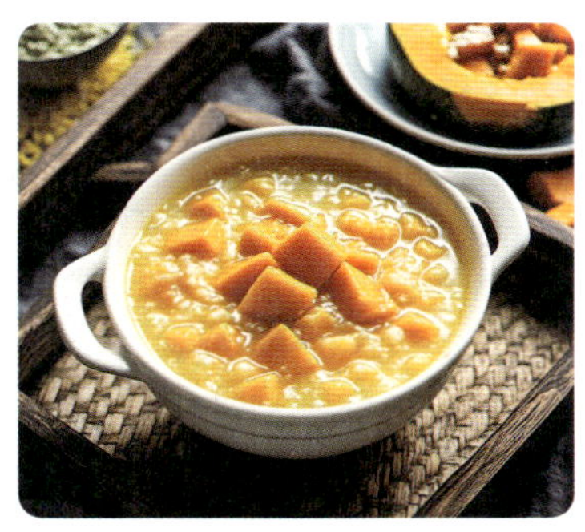

小米南瓜粥

功效：小米味甘性偏凉，具有健脾养胃、补肾益气，益血，生津，填髓，充饥的功效。南瓜味甘性凉，具有补中益气的功效。

适宜人群：一般人均可食用。小米南瓜粥能润肠通便，改善孕期便秘，同时南瓜中的果胶和维生素C、维生素E等营养物质能为孕期提供所需营养。

饮食禁忌：南瓜不可与羊肉同食。凡患流感，疳积，疟疾，黄疸，痢疾，胀满，脚气，痞闷，产后，出痧出痘等都应忌食南瓜。

材料：小米50g，南瓜300g。

调料：枸杞子，冰糖。

做法：

1. 选较老的南瓜，去瓤后洗净，切成小块；小米洗净后用清水浸泡；枸杞子用温水泡发备用；

2. 锅中加入适量的清水，倒入切好的南瓜块，大火煮开后转小火炖煮半个小时；

3. 将小米放入锅内，用文火煮30分钟，再加入泡好的枸杞子，继续煮10分钟，加入适量冰糖，出锅即可。

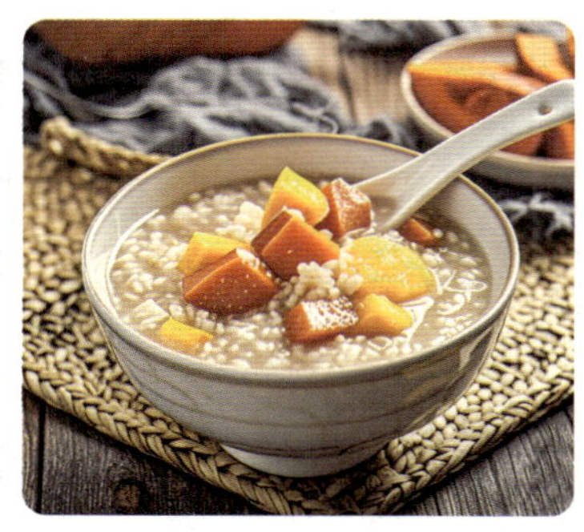

红薯粳米粥

功效： 红薯味甘性平，具有补脾胃，益气力，御风寒，益颜色的功效。

适宜人群： 一般人均可食用，尤其适合脾胃虚弱、便秘人群。

饮食禁忌： 红薯性大补，凡时疫，疟疾，痢疾，肿胀，便秘等证，皆忌之。

材料： 红薯 200g，粳米 50g。

调料： 无。

做法：

1. 红薯去皮，切成 3cm 见方的块；粳米淘洗干净。

2. 将粳米、红薯放入锅内，加清水适量，先用武火烧沸，再用文火煮 40 分钟即可。

清炒冬瓜

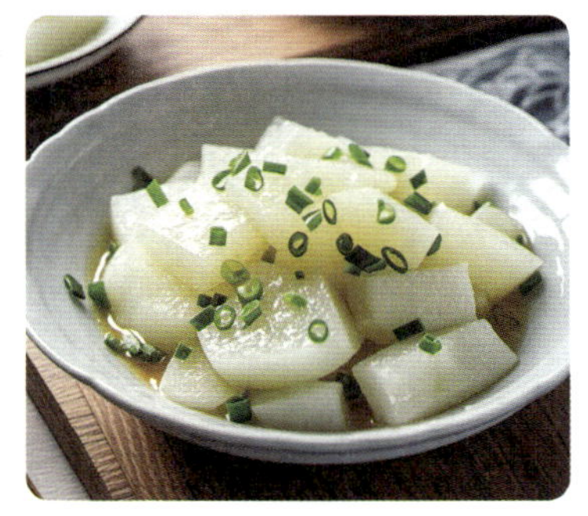

功效：冬瓜味甘性凉，具有清热，养胃，解毒化痰，生津止渴，涤秽，除烦，减肥降脂，消痈，行水的功效。

适宜人群：对肾病、水肿、肝硬化腹水、癌症、脚气病、高血压、糖尿病、动脉硬化、冠心病、肥胖以及缺乏维生素C者有益。冬瓜富含纤维素、矿物质和维生素，适量食用有助于减轻孕妇便秘和水肿等不适症状。

饮食禁忌：脾胃虚寒、女子月经来潮期间和痛经期间应禁食。孕妇应控制食用量，建议每天食用量在150～200克左右，以免过量引起不适。特别是脾胃虚寒、易腹泻的孕妇，应慎食冬瓜。

材料：冬瓜200g。

调料：盐，香葱，姜。

做法：

1. 冬瓜洗净，去皮切片；姜切丝，香葱切末备用；
2. 起锅，放少许油，放姜丝爆香，随后放冬瓜一起翻炒，兑入适量清水，大火烧开后转中火；
3. 待冬瓜煮至软熟后关火，调入少量盐，撒上葱花即可。

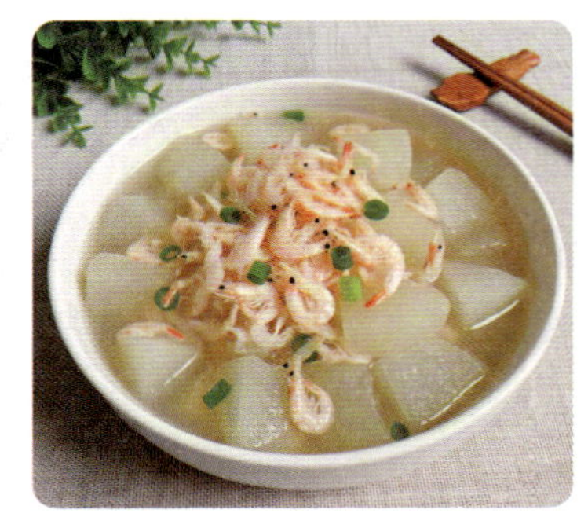

功效：冬瓜味甘性微寒，具有清热，养胃，生津，涤秽，除烦，消痈，行水的功效。

适宜人群：一般人群均适宜，尤其适合需要补充钙质的人群，如儿童、妇女和老年人。冬瓜的清热利尿作用适合湿热较重的人。

饮食禁忌：冬瓜利尿性强，孕妇不宜食用过多，以免加重肾脏负担。

材料：冬瓜 200g，虾皮 20g。

调料：盐，香葱，姜。

做法：

1. 冬瓜洗净，去皮切片；姜切丝，香葱切末备用；虾皮用水冲洗一下，然后控干备用；
2. 起锅，放少许油，放姜丝爆香，随后放虾皮，炒至变色；
3. 放冬瓜一起拌炒，兑入适量清水，煮开；
4. 待冬瓜煮至软熟后关火，调入少量盐，撒上葱花即可。

猪肉茴香包子

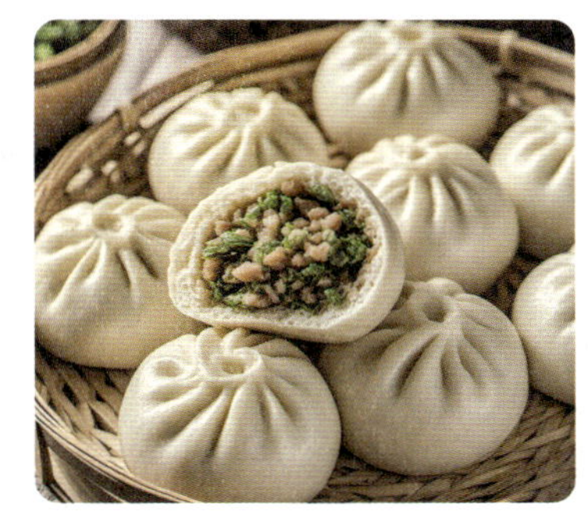

功效：茴香味辛、甘，性温，具有调中开胃，温肾散寒的功效。猪肉性平、味甘咸，具有补虚养血、滋阴润燥的功效。

适宜人群：脾胃虚寒、阴虚火旺、食欲不振、恶心呕吐者。孕妇可以适量食用猪肉茴香包子，以补充蛋白质和矿物质等营养素。

饮食禁忌：孕妇不宜多食，会出现便秘、肠道干燥等症状。肺热、胃热人群不宜食用。

材料：面粉500g，茴香500g，猪肉馅200g。

调料：盐，酱油，十三香，料酒，香油。

做法：

1. 面提前一天发好，尽量采用老面发酵，而不用酵母发酵，口感会更好；
2. 茴香去除发黄的枝叶，剪去根部，洗净后用盐水浸泡10分钟捞出沥干；
3. 肉馅中加入适量盐、酱油、十三香、料酒、香油，顺一个方向搅拌，直至上劲；
4. 茴香切碎，拌入搅好的肉馅中，混合均匀；
5. 将馅料包入擀好的包子皮中，上屉蒸熟即可。

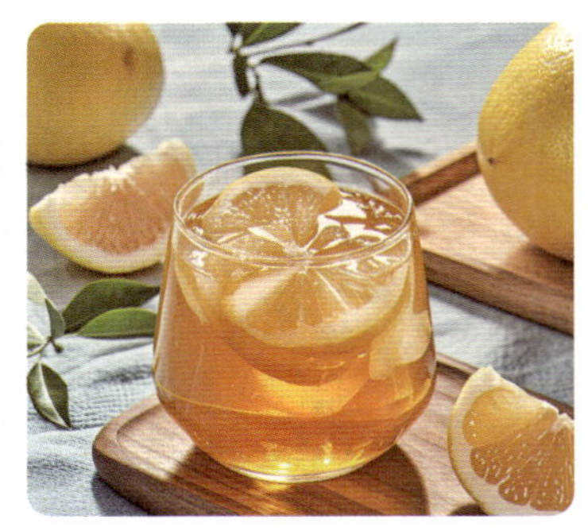

功效：蜂蜜味甘质润，而性主固密，护内，具有补中益气，养液，安神，润肺，和营，杀虫解毒的功效。柚子味辛、苦而甘，性寒，具有消食，化痰，散愤懑之气的功效。

适宜人群：肺热咳嗽、便秘、易上火等人群。

饮食禁忌：脾胃虚寒、糖尿病者慎食。蜂蜜忌与葱同食，痰湿内盛，胀满呕吐者亦忌食。

材料：柚子 1 个，蜂蜜 100g。

调料：白糖，盐。

做法：

1. 用温盐水把柚子泡 5 分钟，反复揉洗，去掉表面的果蜡。将柚子剥开，柚子皮刮去内侧的白色絮状物，尽量刮得薄一些，柚子果肉去掉外层的皮，扣去里面的子，掰成小块备用；

2. 把柚子皮切成小段，在温盐水中再揉洗几遍，清水洗净后沥干；

3. 将柚子肉和柚子皮放到无油的煮锅里，加入适量白糖和清水，先大火把糖煮化，转小火煮 1 小时左右，至黏稠后关火自然冷却；

4. 待锅内温度降至五六十度时，把蜂蜜加入拌匀，放凉后装瓶密封，放入冰箱冷藏；

5. 冷藏 1 星期后即可食用。

麻酱拌油麦菜

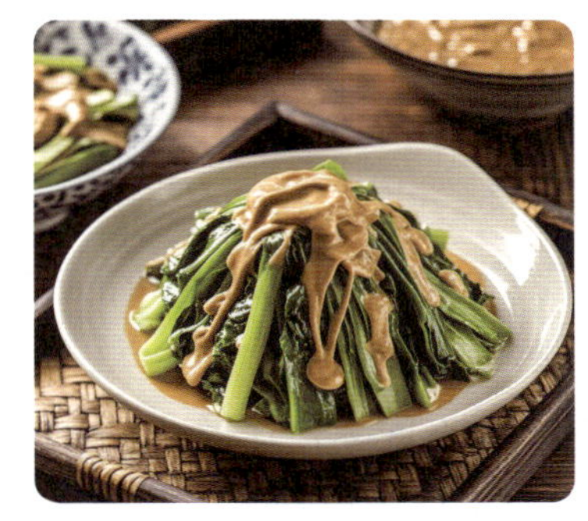

功效：麻酱味甘性平，具有醒胃，滋濡化毒的功效。油麦菜味甘性寒，具有清热解毒，利尿消肿、清肝利胆、镇静助眠的功效。

适宜人群：适宜于上火、口腔溃疡者，以及需要补充营养、改善睡眠的人群。由于油麦菜可消脂通便，低热量，也适合减肥瘦身的人群。孕妇可以适量食用油麦菜，以补充膳食纤维和维生素，预防便秘。

饮食禁忌：麻酱，大便滑泻者勿食。油麦菜，脾胃虚寒者忌食。孕妇不宜过量食用，尤其是尿频、胃寒的孕妇。

材料：麻酱 50g，油麦菜 300g。

调料：生抽，香醋，盐。

做法：

1. 麻酱倒入碗内，加少许白开水，生抽，香醋，盐，顺时针缓慢搅拌至完全泄开；
2. 油麦菜去根洗净，沥干，切段码盘；
3. 将调好的麻酱淋上即可。

孕期——冬季食谱

冬季，作为一年中最寒冷的季节，对于孕妇来说，合理的饮食调养尤为重要。中医理论强调“天人合一”，认为人体应顺应自然规律，通过饮食调养来增强体质，预防疾病。

1. 温补为主，增强阳气

中医认为，冬季气候寒冷，人体阳气易受损，因此孕妇饮食应以温补为主。温补食物能够增加体内阳气，提高身体抵抗力，预防感冒等疾病。例如，可以适量食用姜、葱、蒜、辣椒等温热性食材，以及牛肉、羊肉等温补肉类。同时，还可以选择黑米、黑豆、黑芝麻等黑色食物，这些食物在中医理论中具有补肾养精、温补阳气的功效。

2. 滋阴润燥，平衡阴阳

冬季气候干燥，人体容易出现口干舌燥、皮肤干燥等症状。因此，孕妇在温补的同时，也应注意滋阴润燥，以平衡体内阴阳。可以多吃梨、苹果、柿子、银耳、百合等滋阴润燥的食物，这些食物能够补充体内水分，缓解干燥症状。

3. 清淡易消化，避免刺激

冬季孕妇的消化功能相对较弱，因此饮食应以清淡易消化为主，避免过度食用油腻、辛辣、刺激性食物。可以选择蔬菜、水果、粥类等清淡易消化的食物，以减轻胃肠负担，促进消化吸收。

4. 营养均衡，适量补充

孕期营养是胎儿健康成长的基础，孕妇在冬季饮食中也应注重营养均衡。应适量增加蛋白质、维生素、矿物质等营养素的摄入，以满足胎儿生长发育的需要。可以多吃瘦肉、鱼、蛋、豆制品等富含蛋白质的食物，以及新鲜蔬菜和水果等富含维生素和矿物质的食物。

5. 避免食用有害食物，确保安全

在孕期冬季饮食中，孕妇还应避免食用生鱼、生贝类等可能含有寄生虫和细菌的食物，可能对胎儿造成不利影响。

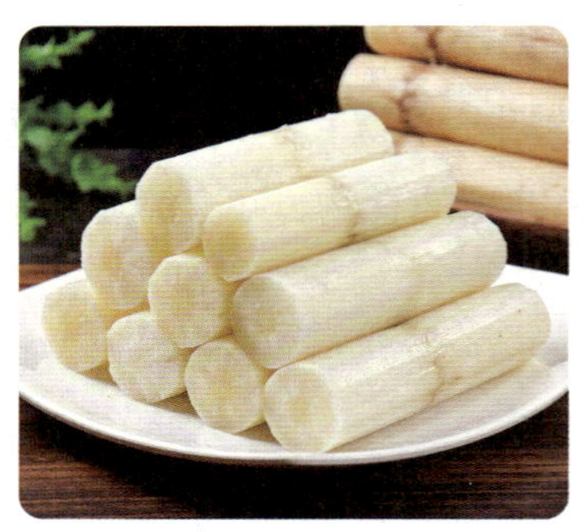

功效：甘蔗味甘性寒，具有清热生津、润燥和中、止咳化痰、和中下气、滋阴补脾、解酒、杀蛔等功效。

适宜人群：适宜热性体质及热性病证的人群。甘蔗富含糖分，能迅速为身体提供能量，适合体力劳动者补充体力；铁含量丰富，有助于补充铁质，改善贫血状况，适合贫血患者；甘蔗具有润燥生津的功效，能缓解咽喉不适，适合咽喉肿痛者。

饮食禁忌：甘蔗性寒，脾胃虚寒者食用过多可能导致肠胃不适。不能与白酒、柿子等食物同食，导致身体不适。甘蔗糖分较高，过量食用可能引起血糖升高，糖尿病患者和患妊娠糖尿病的孕妇慎食。

松 子

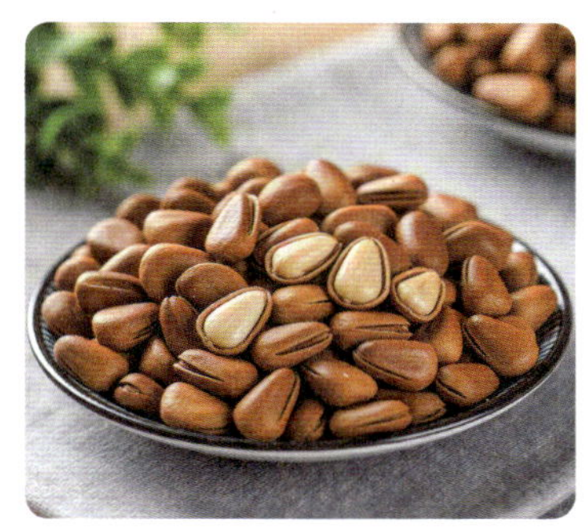

功效：松子味甘性温，具有滋阴润肺，补气充饥，补脑健脑，养液息风，耐饥温胃，通肠辟浊，下气香身的功效。

适宜人群：便秘、咳嗽人群。松子中的不饱和脂肪酸以及亚油酸和维生素 E 含量丰富，孕妇适量食用有助于胎儿大脑发育和母体健康。

饮食禁忌：肥胖、高血脂、便溏、精滑、咳嗽痰多、腹泻者忌用。建议孕妇每天的松子摄入量保持在 10 粒左右，以保证既不上火，又能有效补充营养。

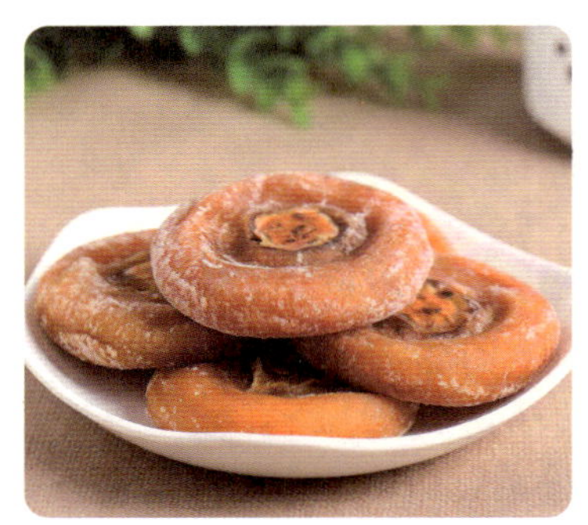

功效：柿子饼味甘涩、性平，具有清热润肺、生津止渴，止咳化痰的功效。

适宜人群：一般人群均可食用柿子饼。特别适宜大便干结者、高血压患者、甲状腺疾病患者、长期饮酒者。孕妇可以适当吃柿饼，以补充自身和胎儿的营养需要。特别是柿饼中的维生素 A 含量多，有利于胎儿眼睛视力发育。

饮食禁忌：不可与酒类、蟹类、奶制品、海鲜等食物同食。凡中气虚寒，痰湿内盛，外感风寒，胸腹痞闷，产后，病后，泻痢，疟疾，疝气，出痧，出痘后皆忌食。高血糖、阳盛体质、胃动力低下的孕妇慎食。

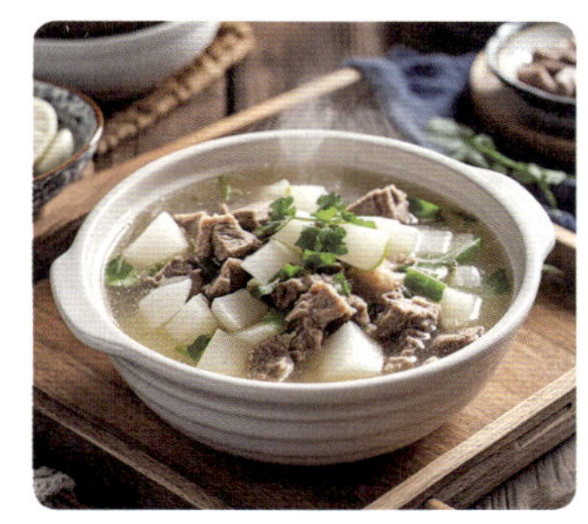

功效：熟萝卜味甘性温，具有下气和中，补脾运食，生津液，御风寒，肥健人，止带浊，泽胎养血的功效。羊肉味甘性温，具有暖中，补气，滋营，御风寒，生肌健力，利胎产，愈疝，止疼的功效。

适宜人群：气虚、寒性体质、脾胃虚弱人群。羊肉富含蛋白质和铁质，有助于孕妇补充营养和预防贫血；萝卜则含有维生素C和膳食纤维，有助于消化和增强免疫力。

饮食禁忌：羊肉不可同南瓜同食，令人壅气发病。羊肉多食动气生热，凡患流感，痞积，疟疾，黄疸，痢疾，胀满，咳嗽，癫狂，急性肠胃炎等病症，以及出痧，出痘，出疮，出疥等症，均应忌食。孕妇不可过量食用，以免造成热量囤积和孕期肥胖。

材料：羊肉500g，白萝卜1个。

调料：八角，草果，大葱，姜，山楂，白酒，盐，香菜。

做法：

1. 将羊肉洗净切小块，放入锅里加水、姜片、大葱、白酒大火烧开后转中火煮5分钟捞出，用流水冲洗干净，沥干备用；
2. 萝卜去皮，切滚刀块；葱姜切大片，香菜切末备用；
3. 起锅，倒入少量油，油热后放入八角、草果、葱、姜炒香；
4. 放入焯好的羊肉略微煸炒；
5. 加入足量开水，加山楂，烧开后转小火，炖1小时；
6. 加萝卜块，放适量盐，再小火炖30分钟，撒香菜末出锅即可。

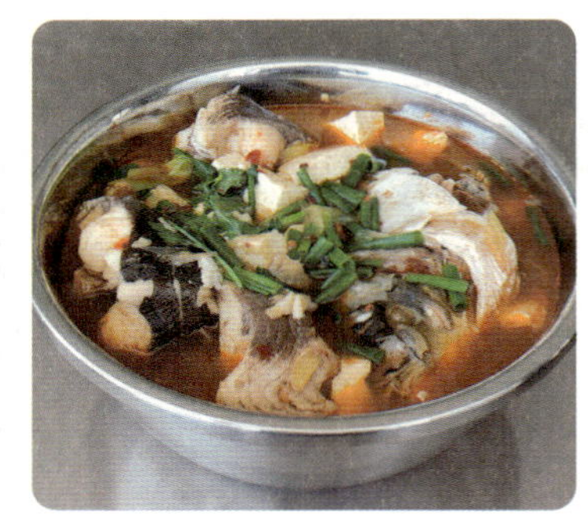

功效：鲢鱼味甘性温，具有暖胃，温中补气，美容养颜的功效。豆腐味甘性凉，具有清热，润燥生津，解毒，补中，通便，降浊的功效。鲢鱼炖豆腐营养丰富，富含蛋白质、钙质等营养成分，有助于胎儿的生长发育和母体的营养补充。其中钙质和维生素D还有助于促进骨骼健康，预防骨质疏松。

适宜人群：一般人群均适宜，尤其适合孕妇食用。

饮食禁忌：鲢鱼多食热中，动风，发疥。凡有痘疹，疟疾，痢疾，眼部疾患，身体有疮的情况都应忌食。

材料：鲢鱼半条（约1000g），卤水豆腐500g。

调料：郫县豆瓣酱，大葱，姜，蒜，八角，盐，香菜，香葱。

做法：

1. 鲢鱼去鳞，去鳃，去内脏，洗净后，斜打花刀；豆腐切块；葱斜刀切段，姜切片备用；
2. 起锅，加少许油，放入葱、姜、蒜、八角，炒出香味；
3. 放适量郫县豆瓣酱，小火炒出红油；
4. 烹入料酒，下入切好的鱼段；
5. 添加没过鱼的开水，大火煮开，转中火炖20分钟；
6. 添加大块卤水豆腐，继续中火炖20分钟；
7. 撒香菜、香葱段，出锅即可。

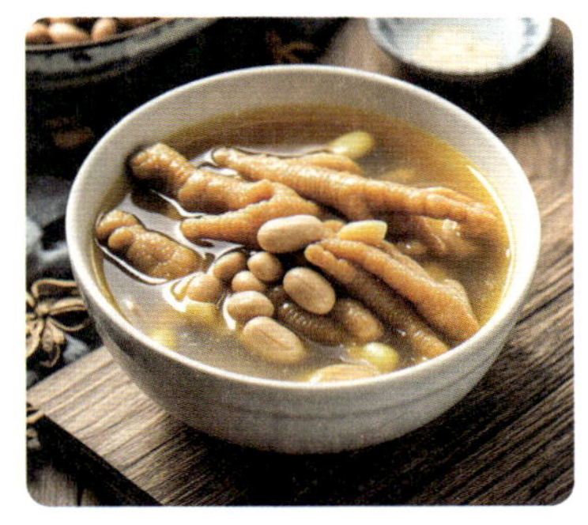

凤爪花生汤

功效：凤爪性温，味甘，能益五脏、补虚损、健脾胃、强筋骨。花生性平味甘，有健脾和胃的功效。

适宜人群：一般健康人群，尤其在秋冬季节，可用于辅助治疗感冒、咳嗽、食欲不振、四肢酸软等症状。孕妇适量食用可以补充身体所需的营养物质，促进胎儿生长发育。

饮食禁忌：花生过敏者禁食，高脂蛋白血症、糖尿病患者慎食。孕妇不宜多食。

材料：鸡爪8个，花生仁200g，红枣50g。

调料：盐，葱，姜，料酒。

做法：

1. 花生提前2小时用冷水泡发备用；
2. 姜切片，葱切段；
3. 鸡爪剪去脚趾甲，洗净改刀剁成两段，冷水入锅，加适量料酒，水开后继续煮2分钟后捞出；
4. 所有食材放入汤锅，加足量水，大火烧开后，转小火，炖1小时；
5. 加入适量盐，继续炖半小时即可。

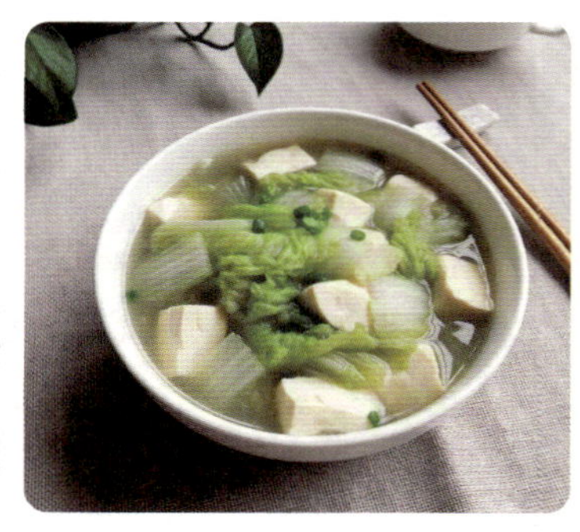

功效： 大白菜味甘性平，具有润肠通便、滋润美肤的功效。豆腐味甘性凉，具有益气和中，生津润燥，清热解毒，降浊的功效。

适宜人群： 适宜大多数人群食用，尤其适合高血脂、高胆固醇、肥胖和动脉硬化人群。

饮食禁忌： 脾胃虚寒、腹泻、胃寒疼痛、肾功能障碍者慎食。

材料： 大白菜 200g，北豆腐 200g。

调料： 盐，葱，姜。

做法：

1. 豆腐切块，大白菜洗净切片，葱姜切末；

2. 起锅，放少量油，放入葱、姜末爆香，放入白菜和豆腐，略加翻炒后，加适量盐，加入足量清水；

3. 大火烧开转中火，炖 20 分钟即可。

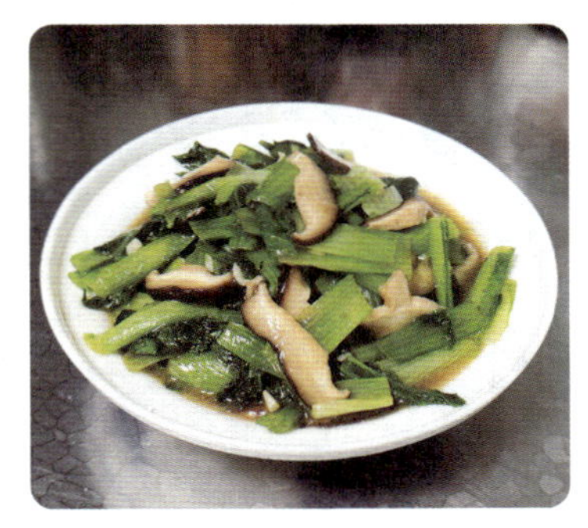

功效：小白菜味甘性平，具有养胃，解渴生津的功效。香菇味甘性平，具有开胃的功效。

适宜人群：希望提高免疫力，促进新陈代谢的人群。

饮食禁忌：小白菜，鲜者滑肠，不可冷食。香菇性能动风，在出痧、出痘后，产后，病后也都应忌食。脾胃虚寒的孕妇不宜过多食用香菇，以免引起腹泻等不适。

材料：小白菜200g，鲜香菇100g。

调料：蒜末，花椒粉，盐，生抽。

做法：

1. 小白菜去根洗净，切成长段，香菇洗净，切片备用；

2. 锅内加足量水，烧开，放入少量的油和盐，加入小白菜，焯至断生，捞出沥干水分；

3. 另起锅，倒入少量油，油热后加入花椒粉、蒜末爆香；

4. 加入香菇，略微翻炒后再加入小白菜，加入适量盐、生抽，翻炒均匀，出锅即可。

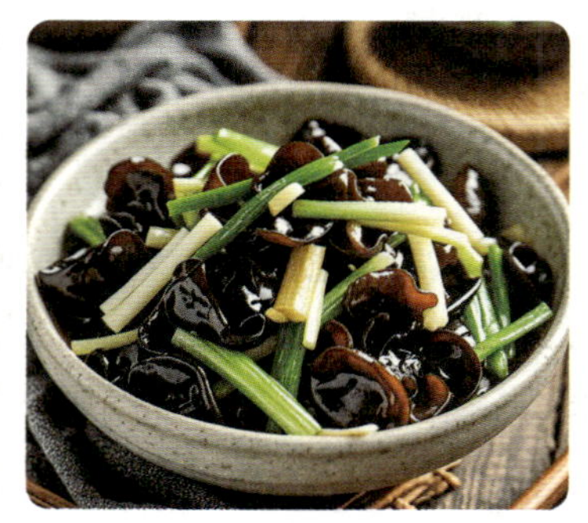

功效：木耳味甘性平，具有补气养血、润肺止咳、止血、降压、补气，耐饥的功效。葱味辛、甘，性平，具有利肺通阳，散痈肿，祛风达表，安胎止痛，通乳和营的功效。

适宜人群：体质虚弱、易患感冒、心血管疾病者。孕妇可以适量食用获取体内所需营养物质。

饮食禁忌：气虚易汗、腹泻者慎食，孕妇应适量食用，不可过多，且应避免与相克食物同食，以确保饮食安全。

材料：干木耳 20g，大葱 1 根。

调料：盐，料酒，酱油。

做法：

1. 木耳提前半小时用温水泡发，撕成小朵备用，大葱斜刀切成薄片；
2. 起锅，加入少量油，油热后，加入大葱，中火爆出香味；
3. 加入木耳，加适量料酒、酱油、盐，开大火，翻炒至熟，出锅即可。

咸酸甜菜条

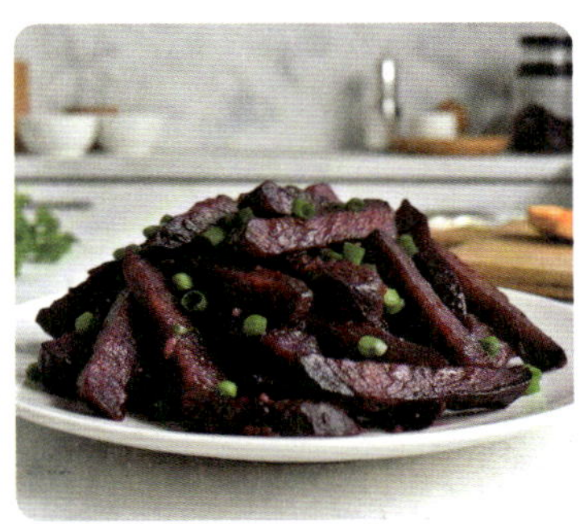

功效：甜菜味甘、苦，性凉，具有清火，祛风，杀虫，解毒，涤垢浊的功效。

适宜人群：胃口不佳、消化不良者，孕妇可以适量食用甜菜，以补充丰富的铁质、钙、钾等营养成分，有助于孕期健康。

饮食禁忌：脾虚泄泻、气虚者慎食，孕妇避免过量食用以防影响胎儿发育或引发孕期不适。

材料：甜菜 500g。

调料：盐，醋。

做法：

1. 甜菜削皮，切成粗长条；
2. 锅中加清水，烧开后放入甜菜，焯 2 分钟，去掉甜菜的苦味；
3. 甜菜捞出沥干放凉，放入干净容器中，加适量盐、醋，密封 1 天后即可食用。

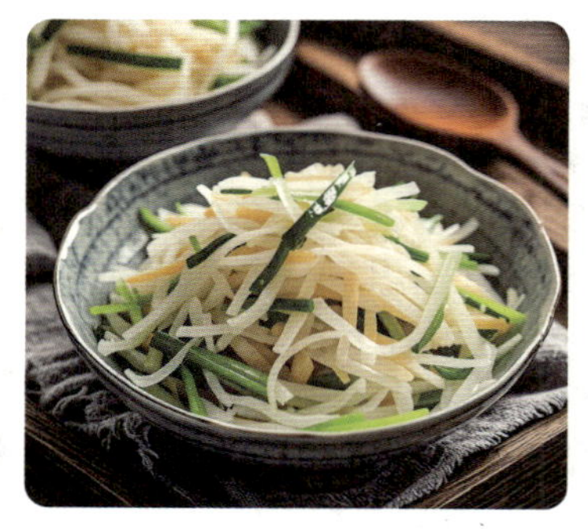

功效：熟萝卜味甘性温，具有下气和中，补脾运食，清热生津，御风寒，肥健人，泽胎养血等功效。

适宜人群：适宜于消化不良、胃满肚胀、便秘的人群。萝卜丝含有丰富的维生素C，膳食纤维，钙元素，叶酸等，可以给孕妇补充营养，也有利于促进胎儿的发育，同时还能促进肠道蠕动，预防便秘。

饮食禁忌：脾虚泄泻者慎食，孕妇不宜多食。

材料：白萝卜300g。

调料：花椒粉，盐，葱，生抽。

做法：

1. 白萝卜擦丝备用；

2. 起锅，加入少量油，油热后放入花椒粉、葱花炒出香味；

3. 加入萝卜丝，放适量盐，翻炒至萝卜丝变透明时，加入少量生抽，翻炒均匀，出锅即可。

附注：萝卜为蔬中圣品，且对腹中的胎儿有格外的好处，因此孕妇应适当进食。

醋熘白菜

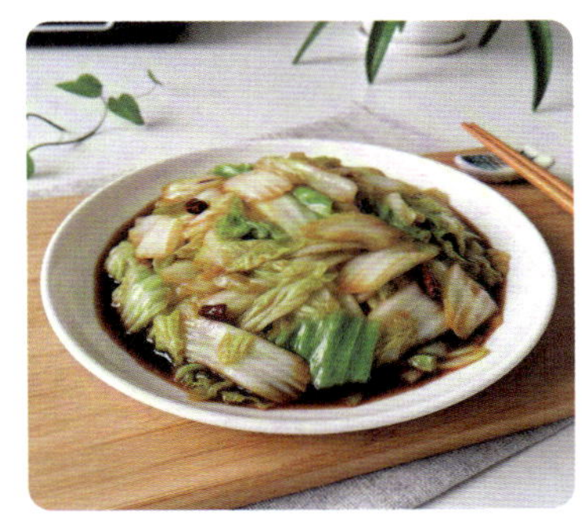

功效：大白菜味甘性平，具有养胃、润肠通便的功效。

适宜人群：特别适合肺热咳嗽、便秘、肾病患者，女性也应该多吃，咽喉发炎，腹胀及发热之人也适合食用。

饮食禁忌：胃寒腹痛、大便溏泻及寒痢者慎食。孕妇不宜过食寒凉类食物，以免损伤脾胃。

材料：大白菜300g。

调料：盐，蒜，生抽，陈醋。

做法：

1. 大白菜去根洗净，菜叶和菜帮分开，菜帮用刀轻拍几下，斜刀切片，菜叶手撕成块；

2. 起锅，倒入少量油，油热后加入蒜片爆香；

3. 先放入菜帮，加入适量盐，生抽，小火翻炒至菜帮呈透明状，再放入菜叶炒至断生；

4. 转大火，烹入陈醋，炒出醋香后，出锅即可。

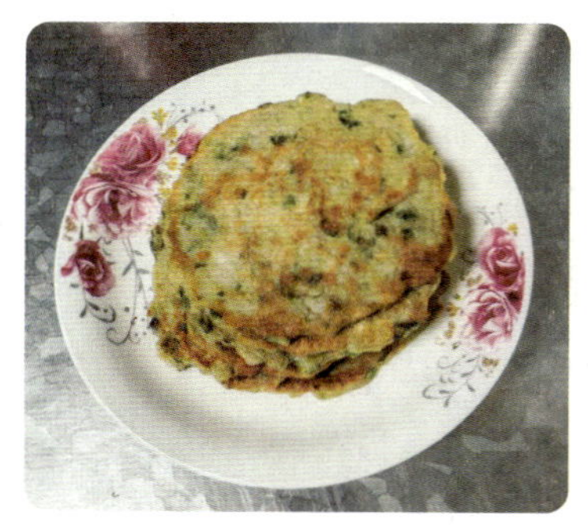

功效：荞麦面味甘性凉，具有开胃通便，益气力，御风寒，炼滓秽，消积滞的功效。熟萝卜味甘性温，具有下气和中，补脾运食，生津液，御风寒，肥健人，止带浊，泽胎养血的功效。

适宜人群：特别适合“三高”（高血压、高血脂、高血糖）人群，此饼具有一定的食疗作用。

饮食禁忌：阴胜偏寒体质、脾胃虚寒者慎食。

材料：荞麦面150g，白面50g，萝卜200g。

调料：香菜、盐、糖，花椒粉。

做法：

1. 萝卜擦丝，加适量盐腌几分钟后，倒掉多余的水，加一点花椒粉拌匀，香菜切末备用；

2. 荞麦面和白面混合，加入腌好的萝卜丝、香菜末，加入适量温水，拌成较厚较黏的糊；

3. 平底锅抹一层油，倒入面糊，用沾了水的铲子抹平抹薄；

4. 一面煎好后翻面再煎，并倒入一点油，煎至两面金黄即可。

清炒小白菜

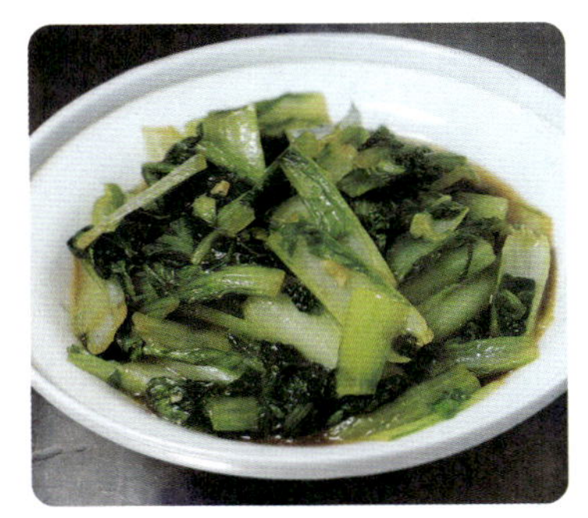

功效： 小白菜味甘性平，具有养胃，解渴生津的功效。

适宜人群： 较为温和的性质，既不会过于寒凉，也不会过于温热，因此适合大多数人食用。孕妇在孕期需要摄入充足的营养来支持胎儿的发育，小白菜提供的丰富维生素和矿物质能够满足这一需求。

饮食禁忌： 脾胃虚寒、大便溏薄者不宜多食，其鲜者滑肠，不可冷食。

材料： 小白菜300g。

调料： 盐，蒜，酱油。

做法：

1. 小白菜去根洗净，切成长段备用，大蒜切片；
2. 起锅，倒入少量油，油热后加入蒜片爆香；
3. 加入小白菜翻炒至将熟，加入适量酱油、盐，翻炒均匀，出锅即可。

第 4 篇

产后篇

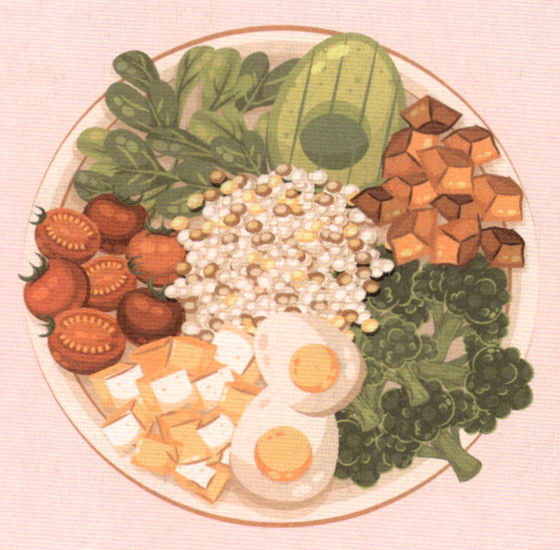

在中医理论中，产后被称为“产褥期”，是女性身体经历巨大变化后重新调整与恢复的关键时期。生产后，女性体质由怀孕时的微热转为了虚寒，产后女性的身体普遍表现为气血两虚、脏腑功能失调。因此，中医调理产后恢复遵循“补虚泻实、调和气血、温经通络、健脾益肾”的原则。

1. 补虚泻实

产妇在产后身体虚弱，需要补充营养，但也不能过度滋补。饮食应以清淡为主，避免过于油腻、辛辣的食物，以免加重肠胃负担。同时，要保证足够的蛋白质摄入，如鱼、肉、蛋、豆腐等，以帮助身体恢复。

2. 调和气血

产后女性容易出现气血不足的情况，因此饮食中应适当增加一些补血养气的食物，如红枣、枸杞子、黑芝麻、红糖等。

3. 温经通络

产后女性的经络可能会因为生产而受到一定的影响，因此饮食中可以适当增加一些温经通络的食物，如生姜、葱、蒜等。

4. 健脾益肾

产后女性的脾胃和肾脏功能可能会受到一定的影响，因此饮食中应适当增加一些健脾益肾的食物，如山药、薏苡仁、黑豆、核桃等。

月子餐

“坐月子”的习俗由来已久，其起源可以追溯到中国古代。最早关于坐月子的文字记载出现在西汉时期儒家经典的《礼记·内则》中，其中描述了妻子将要生产及生产后，丈夫需要派人问候并照顾妻子的情形。这反映了当时对产后妇女特殊照顾的习俗。

在中医理论中，女性生产后需要“坐月子”这一传统习俗，主要是为了补虚去瘀、调养身体、预防疾病。生产过程中，女性会消耗大量气血，导致气虚血停、瘀血阻滞、正气不足，身体处于较为虚弱的状态，容易受风寒侵袭，脏腑功能也会受到影响。因此，通过坐月子的方式，可以帮助女性补充和恢复气血，调养身体，促进身体各器官机能的恢复，如生殖系统、内分泌系统等。

月子餐作为“坐月子”期间的重要一环，其理念和重要性不容忽视。月子餐的基本原则包括“一排、二调、三补、四养”。

第一阶段主要是排除产妇腹内的恶露、废水、废气等，饮食要求以清淡为宜。

第二阶段主要是调理气血、修复组织、调理脏器、促进体能等，需要多吃一些补血的食物。

第三阶段主要是强化蛋白质、增强体质、养血补气、滋补元气、催奶等。通过合理的饮食搭配，月子餐可以为产妇提供必要的营养，如蛋白质、维生素和矿物质，满足母乳喂养的需求，同时也有助于产妇的身体恢复和情绪调节。

在月子里，女性的饮食也存在一些禁忌。首先，应尽量避免食用辛辣刺激性食物，如辣椒、大蒜、生姜等，以及高油脂、高盐、高糖类食物，这些食物可能会刺激胃肠道黏膜，加重胃肠道负担，不利于身体的恢复。其次，生冷类食物也应避免食用，以免对胃肠道黏膜造成刺激，引起腹泻、腹痛等不适，此外，还应避免食用酸涩收敛的食物，如乌梅、柠檬、山楂等，以免影响恶露的排出。

月子餐第一周食谱

产妇经历分娩后，身体经历了巨大的生理变化，中医称之为“产后百节空虚”，意味着产后身体气血两虚，脏腑功能失调。因此，产后第一周的饮食调理尤为重要，不仅能帮助产妇快速恢复体力，还能促进乳汁分泌，保障母婴健康。

女性产后第一周具有恶露量大、精神疲倦、体重较产前减轻，子宫逐渐缩小，分娩时的疼痛逐渐消失的特点。饮食上应根据这些特点进行调理。

1. 活血化瘀，促排恶露

目的是帮助子宫恢复，促进恶露排出，防止瘀血滞留。可以吃一些红糖水、猪肝、鱼类等。这些食物具有活血化瘀的功效，有助于子宫复旧。

2. 温补气血，恢复体力

推荐食用鸡蛋、小米、红枣、桂圆等。这些食物富含优质蛋白质和铁质，有助于恢复气血。补充分娩过程中的气血消耗，增强体力。

注意：避免急于服用人参等大补之品，以免导致恶露不尽，影响子宫恢复。

3. 食用易消化，高纤维食物

推荐食物：香蕉、莲藕、银耳、山药等。这些食物不仅易消化，还富含纤维，有助于促进肠道蠕动。能保持肠道健康，预防便秘。

注意：避免食用生冷、辛辣、油腻食物，以免加重肠胃负担。

4. 少量多餐，定时定量

为保持产妇胃肠功能稳定，促进营养吸收。产妇应定时定量进食，避免暴饮暴食或过度饥饿。

注意：餐点应以软嫩、易消化食材为主，采取少量多餐的方式进食。

5. 避免食用生冷和刺激性食物

6. 控制盐分摄入

过多的盐分摄入会增加肾脏负担，不利于水肿消退。

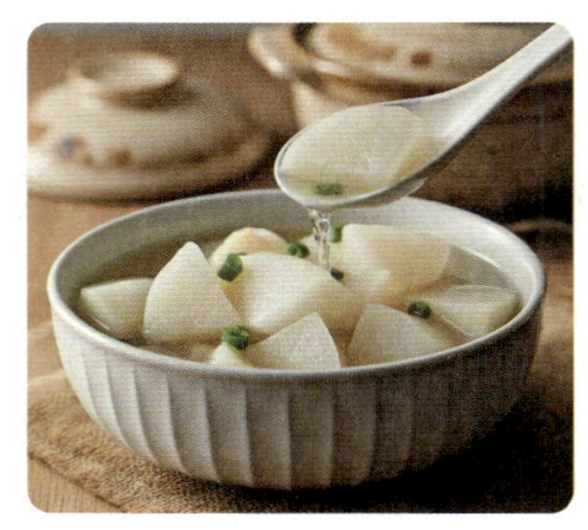

功效：熟萝卜味甘性温，具有通气润肠，下气和中，补脾运食，生津液，御风寒，肥健人，止带浊，泽胎养血的功效。

适宜人群：对于剖宫产的产妇，在未通气前，饮食主要以流质、半流质为主，可以饮用白萝卜水以帮助排气。建议一天两次，两天可见成效。

饮食禁忌：阴盛偏寒体质者、脾胃虚寒者应慎食。产妇因其体质较为虚弱，因此饮用应适量，不宜过量，以免对身体造成负担。

材料：萝卜 200g。

调料：无。

做法：

1. 萝卜去皮洗净，切小块；

2. 锅内放适量水，大火烧开后，放入萝卜，转小火炖 30 分钟，出锅即可。

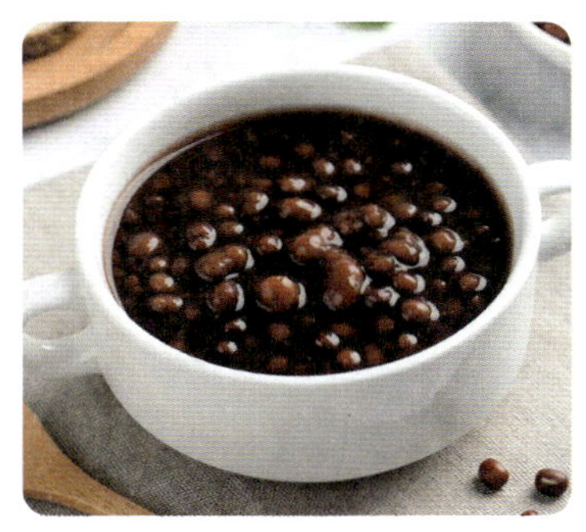

功效：红豆味甘性平，具有补心脾，行水消肿，补血养颜，化毒排脓，通乳的功效。

适宜人群：脾胃虚弱、贫血、水肿者以及哺乳期的女性食用。其有助于补充营养元素，提高身体免疫力，促进产后恢复，产妇可以适当食用，不可过量。

饮食禁忌：尿多、胃肠功能较弱者慎食。产妇不宜过量食用红豆粥，以免导致胃肠胀气等不适症状。

材料：红豆100g。

调料：冰糖。

做法：

1. 红豆提前一天用温水泡发；
2. 锅内加足量的水，烧开后下入红豆，转小火；
3. 炖至红豆开花，加入适量冰糖，关火出锅即可。

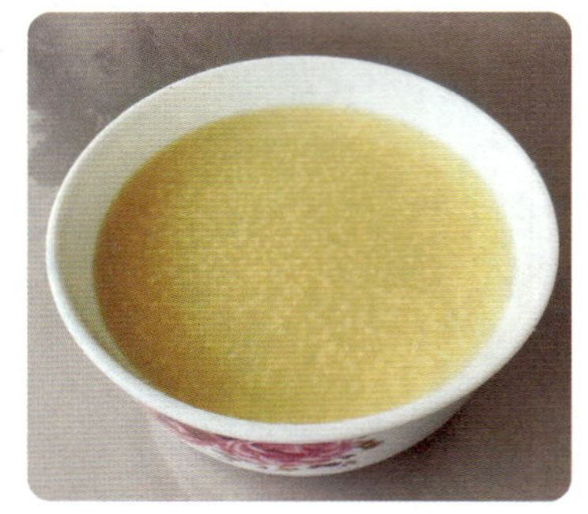

功效：小米味甘性平，具有补中，养气，益血，生津，填髓，充饥的功效。

适宜人群：健康人群均可食用。尤其适合术后、消化不良、胃炎患者食用。小米粥有滋补作用，有助于产妇恢复体力，促进乳汁分泌。

饮食禁忌：气滞、体质偏虚寒、小便清长者不宜过多食用。

材料：小米 50g。

调料：无。

做法：

锅内放适量水，大火烧开后，放入小米，转文火煮 1 个小时，出锅即可。

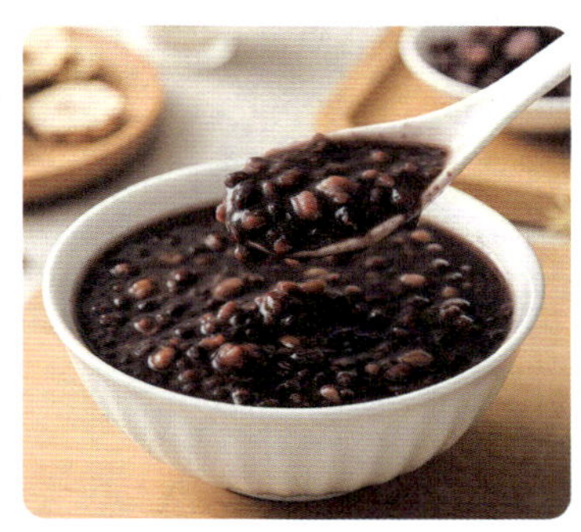

功效：黑米味甘性平，具有补中，养胃养气，益血，明目活血，生津，填髓，充饥，生发固发的功效。

适宜人群：一般人群均可食用黑米。特别适合少年白发、妇女产后虚弱、病后体虚以及贫血、肾虚人群食用。

饮食禁忌：肝火旺盛、胃火旺盛、消化功能弱、肾脏疾病者慎食。产妇在食用时也应注意适量，并根据个人体质和健康状况合理调整饮食。

材料：黑米 50g。

调料：无。

做法：

1. 锅内加足量的水，烧开后下入黑米，转小火；
2. 炖至米黏稠，关火出锅即可。

附注：黑米较普通粳米的补血效果更好，更适合产妇服用。

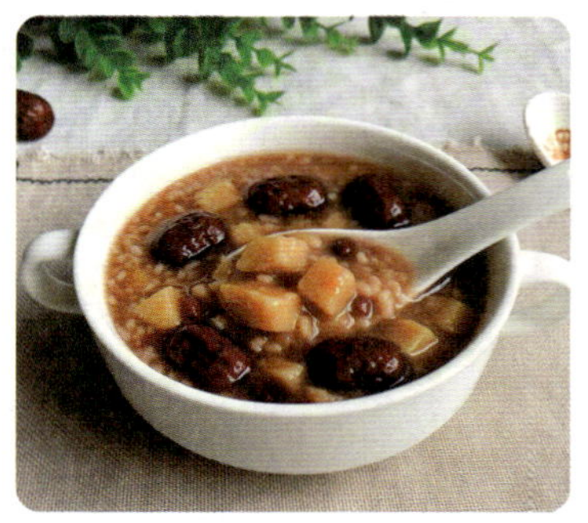

功效：山药味甘性平，有生津益肺、补肾涩精的功效；红枣味甘性温，具有养血安神、补中益气的功效。两者又皆有滋补脾胃、润肺止咳的功效。

适宜人群：产妇，体质虚弱、贫血、老年人群尤其适宜食用。

饮食禁忌：阴虚火旺、体内湿热、大便燥实、血糖偏高者慎食。

材料：山药 50g，红枣 50g，粳米 100g，柿霜 6g。

调料：白糖（根据个人口味酌情添加）。

做法：

1. 将山药洗净去皮，切成小段或小块；红枣洗净，去核备用；粳米 / 小米 / 糯米淘洗干净；
2. 锅中放入适量的水，烧开后放入粳米 / 小米 / 糯米，用大火煮开后转小火慢熬；
3. 待粥煮至八成熟时，加入山药和红枣，继续小火慢熬；
4. 根据个人口味加入适量的冰糖或白糖，搅拌均匀；
5. 待粥煮至黏稠状，山药和红枣熟软后，即可关火出锅。

制作小贴士：

1. 山药去皮时，建议戴上手套，避免山药的黏液粘在手上引起不适。
2. 山药切片后需立即浸泡在盐水中，以防止氧化发黑。

月子餐第二周食谱

产后第二周，产妇身体有所恢复，此时，应根据个人具体情况，观察恶露排出是否完全，再决定是否继续服用生化汤。这一阶段饮食调理应注重补气血、调理脏腑、强身下乳。可适当增加滋补的汤类和利于通乳的食物。

1. 补气血

产后女性因分娩而气血大伤，需要通过食疗和药疗来补充。可以选择红枣、枸杞子、当归、黄芪等具有补气血作用的食材，如用红枣、猪肝、瘦肉等熬粥喝，可以在一定程度上缓解产后贫血的症状。

2. 调理脏腑

产后第二周，产妇的脏腑功能尚未完全恢复，需要通过饮食来调理。可以多吃一些山药、莲子、薏苡仁等具有健脾开胃、调理脾胃作用的食材，如山药粥、莲子薏苡仁粥等。

3. 强身下乳

为了促进乳汁分泌，产妇可以适当多喝一些猪蹄汤、排骨汤、鲫鱼汤等具有催乳作用的汤品。同时，也可以加入一些具有通乳作用的食材，如木瓜、花生等。

另外，要保证蛋白质、维生素、矿物质等营养素的均衡摄入，有助于身体的快速恢复。推荐食物包括瘦肉、鱼类、蛋类、新鲜蔬菜和水果等。

饮食宜忌：产后第二周，产妇应避免食用影响乳汁分泌的食材，如人参、麦芽、韭菜等。

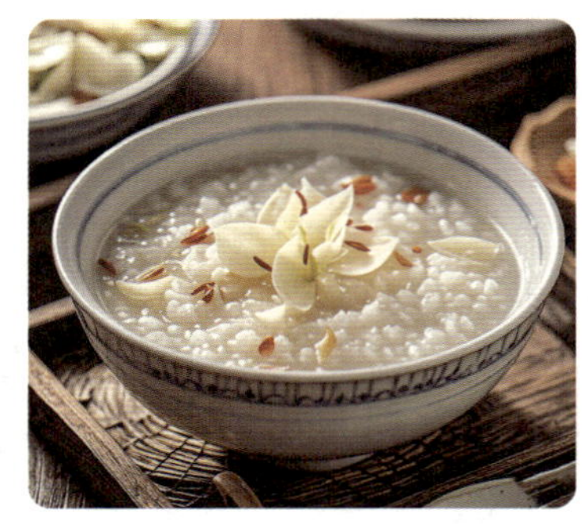

功效：百合味甘性平，具有润肺，补胃，清心，定魄，息惊，泽肤，通乳，祛风，涤热，化湿，散痈的功效。

适宜人群：阴虚体质、失眠、哮喘、肺燥者。

饮食禁忌：百合，风寒咳嗽，中寒便滑者忌食。

材料：干百合 20g，粳米 50g。

调料：无。

做法：

1. 干百合提前 4 小时，冷水泡发（用鲜百合则省略此步）；

2. 将所有食材放入锅内，加适量水，大火烧开后转小火，煮至米开花即可。

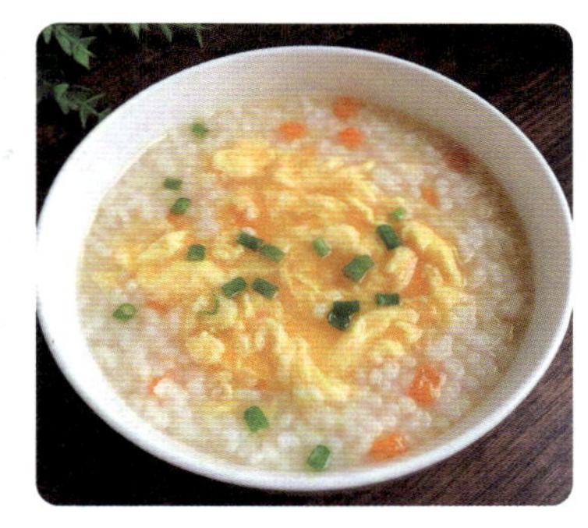

鸡蛋粥

功效: 鸡蛋味甘性平，具有补血，安胎，镇心，清热，开音，止渴，濡燥，除烦，解毒，息风，润下，止逆的功效。

适宜人群: 一般人皆适宜，尤其适合病后、产妇、婴幼儿食用。

饮食禁忌: 鸡蛋多食动风、阻气，有外感及疟疾，黄疸，痞积，痞满，肿满，肝郁，痰饮，脚气，痘疹，皆不可食。

材料: 粳米50g，鸡蛋2颗。

调料: 盐。

做法:

1. 粳米按平常方法熬成粥；

2. 鸡蛋打散，加入微量盐拌匀；

3. 在粥沸腾时，将蛋液缓缓撒入，并不停搅拌，全部倒入后再煮1分钟即可。

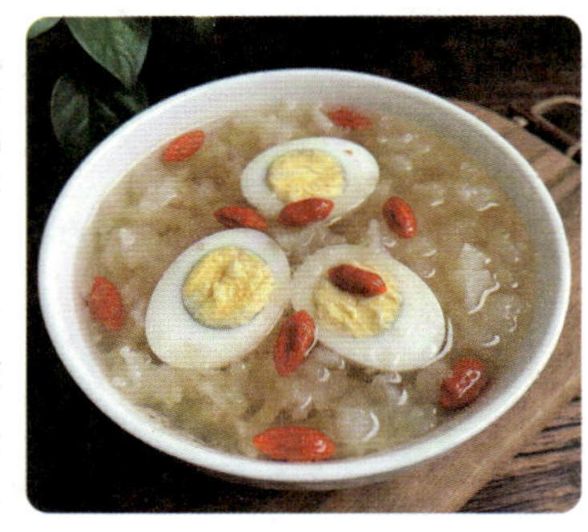

功效：鸽子蛋味甘、咸，性平，具有补肝肾、益精气、丰肌肤诸功效。银耳味甘、淡，性平、无毒，具有补脾开胃，益气清肠，滋阴润肺的功效。

适宜人群：一般人均可食用，尤其适合产妇、老年人、儿童、体虚、贫血者食用。

饮食禁忌：痰热咳嗽、便溏腹泻、素有内热盛及痰湿重者均不宜服用。

材料：银耳 20g，鸽子蛋 4 只。

调料：红枣，枸杞子，盐，冰糖。

做法：

1. 银耳撕小朵，提前 1 天冷水泡发；枸杞子提前 10 分钟，温水泡发；
2. 鸽子蛋煮熟；剥壳，每个切成两半备用；
3. 泡好的银耳冷水入锅，小火熬 1 个小时后，加入鸽子蛋、冰糖、枸杞子；
4. 继续炖 20 分钟即可。

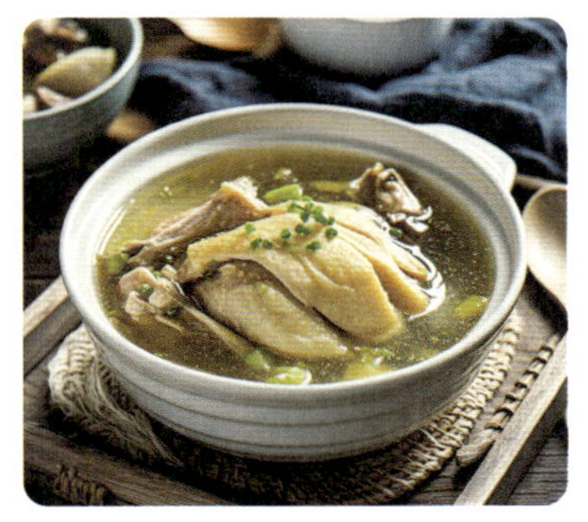

清炖鸡汤

功效：鸡肉味甘性温，具有补虚，暖胃，强筋骨，续绝伤，活血调经，拓痈疽，节小便频数的功效。

适宜人群：脾胃虚寒、体质差、尿频、需要补血的人群。

饮食禁忌：鸡肉多食生热动风，凡时感前后，痘疹后，疮疡后，疟疾，痢疾，疳积，黄疸，肝气不舒，目疾，喉证，脚气，诸风病，皆应忌食。

材料：散养老母鸡半只。

调料：葱、姜、盐。

做法：

1. 鸡去掉体内及皮下多余的油脂，剁成大块；葱切段，姜切片备用；

2. 锅内加适量水，鸡肉冷水下锅，加适量姜片，料酒，大火烧开后，撇去浮沫，焯2分钟，捞出沥干；

3. 起锅，放入少许剁碎的鸡油，小火将油炼出后，捞出油渣，放入葱姜爆香，加入炒好的鸡块略加翻炒，加入足量清水；

4. 将所有材料倒入炖锅内，大火烧开后转小火，炖半小时后加适量盐，继续炖1个小时即可。

制作小贴士：需要选用传统散养的土鸡滋补功效才可达到。

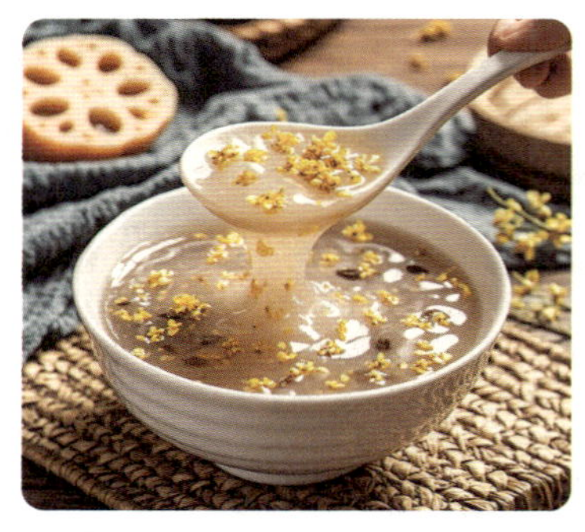

功效：莲藕味甘性平，具有补虚，养心生血，开胃舒郁，止泻充饥的功效。桂花味辛性温，具有暖胃，下气，和营，燥湿，祛风，杀虫，止痛的功效。

适宜人群：老少皆宜，尤其适于病后、产妇及老幼体弱者食用。

饮食禁忌：桂花，对血虚内热人群，以及患有温、暑、流感诸病均应忌食。

材料：藕粉 15g，糖桂花 5g。

调料：无。

做法：

1. 藕粉倒入碗中，加少量温水，慢慢调成糊状；
2. 分次倒入开水，一边不停搅拌，调至无白色羹状态；
3. 倒入糖桂花，搅拌均匀即可。

水晶核桃

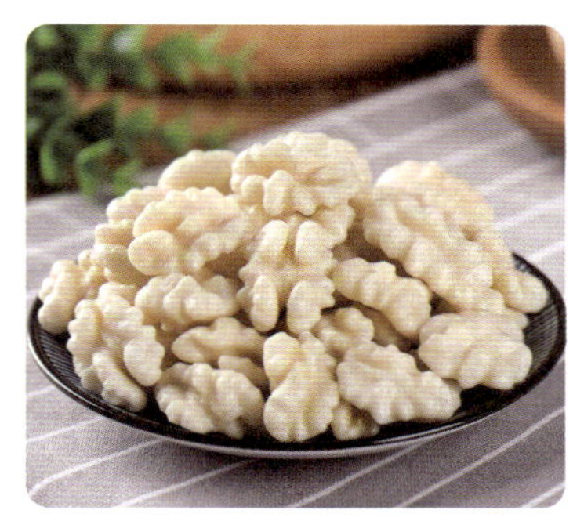

功效：果核之仁，皆能补肾，而核桃是果仁中最大的，补肾功能尤其强。柿霜与核桃同用，有肺肾同补之功。核桃味甘性温，具有润肺，益肾，利肠，化虚痰，止虚痛，健腰脚，散风寒，止劳喘，通血脉，补产虚，泽肌肤，暖水脏的功效。柿霜味甘性凉，具有清肺，益气，润燥的功效。

适宜人群：肺肾两虚人群、上班族、老年人、儿童，产妇食用有助于调理气血、提高免疫力。

饮食禁忌：体质偏寒或脾胃虚寒的人群应慎食。

材料：核桃仁 200g，柿霜 200g。

调料：无。

做法：

1. 核桃仁在开水中浸泡 5 分钟，取出剥掉外皮；
2. 将剥好的核桃仁放入碗中，入蒸锅内蒸 1 小时，取出晾凉；
3. 在原碗中加入柿饼霜，搅拌均匀，再入蒸锅内蒸 1 小时，晾凉后即可食用。

附注：本方选自《医学衷中参西录》，为张锡纯先生所创。

月子餐第三周食谱

中医理论认为，产后第三周产妇的身体各项机能逐步恢复，血性恶露渐渐消失，脾胃功能也基本恢复。因此，饮食调养应以滋养进补为主，旨在帮助产妇恢复元气、增强体力、促进乳汁分泌。以下是根据中医理论，结合妇女产后第三周身体特点，提出的饮食原则。

1. 滋养进补，补养气血

产后第三周，产妇的气血逐渐恢复，但仍需进一步滋养。中医认为，气血是维持人体生命活动的基本物质，产后气血亏虚是常见的现象。因此，饮食应以补养气血为主，可以多吃一些具有补气养血作用的食物，如鸡、猪蹄、鲫鱼、花生、黄豆、豆腐等。这些食物不仅富含蛋白质，还含有丰富的铁质和钙质，有助于补充产妇在生产过程中流失的营养物质。

2. 健脾益肾，壮筋骨

中医认为，脾为后天之本，气血生化之源；肾为先天之本，主骨生髓。产后第三周，产妇的脾胃功能基本恢复，但仍需进一步调养。此时，可以多吃一些健脾益肾的食物，如山药、红枣、枸杞子、核桃等。这些食物有助于增强脾胃功能，促进营养物质的吸收和利用，同时也有助于强壮筋骨，预防产后骨质疏松和关节疼痛。

3. 适量增加蛋白质摄入

产后第三周，产妇需要增加蛋白质的摄入，以满足身体恢复和哺乳的需求。鱼、禽、蛋、瘦肉和奶类食物是优质蛋白质的良好来源，可以适量食用。这些食物不仅富含蛋白质，还含有丰富的维生素和矿物质，有助于增强产妇的免疫力和抵抗力。

4. 适量增加铁的摄入

铁对产后妈妈的身体健康和哺乳至关重要。红肉、豆类和绿叶蔬菜富含铁质，可以适量食用。铁是合成血红蛋白的重要元素，有助于预防产后贫血和乳汁分泌不足的问题。

5. 逐渐恢复蔬菜和水果的摄入

蔬菜和水果富含维生素和矿物质，有助于提高免疫力、促进消化和预防便秘。产后第三周，产妇可以逐渐增加蔬菜和水果的摄入量，但要注意选择温性的水果，如苹果、香蕉。

6. 避免过度进补

虽然产后第三周需要滋养进补，但也要避免过度进补。过度进补可能导致体重增加、乳汁淤积等问题。产妇应根据个人体质和需求适量进补，并避免食用过多的高脂肪、高盐和高糖食物。

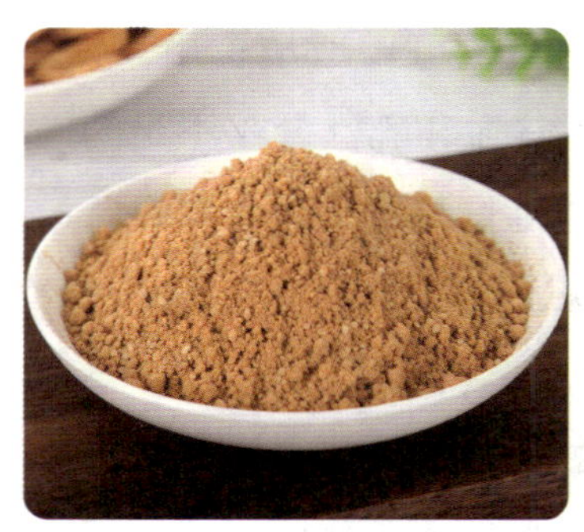

功效：芝麻味甘性平，具有补五内，填髓脑，润肠燥，补血，充胃津，明目，息风，催生，化毒，通乳的功效。

适宜人群：适宜肝肾不足所致的眩晕、眼花、视物不清、腰酸腿软、耳鸣耳聋、发枯发落、头发早白之人食用；适宜身体虚弱、贫血、高血脂、高血压、习惯性便秘者食用；适宜妇女产后乳汁缺乏者食用。

饮食禁忌：阴虚体质、大便滑泻者慎食。

材料：白芝麻100g。

调料：盐5g。

做法：

1. 白芝麻用小火炒熟；

2. 将炒熟的芝麻趁热用蒜钵捣碎，或用擀面杖碾碎，撒入盐，拌匀即可。

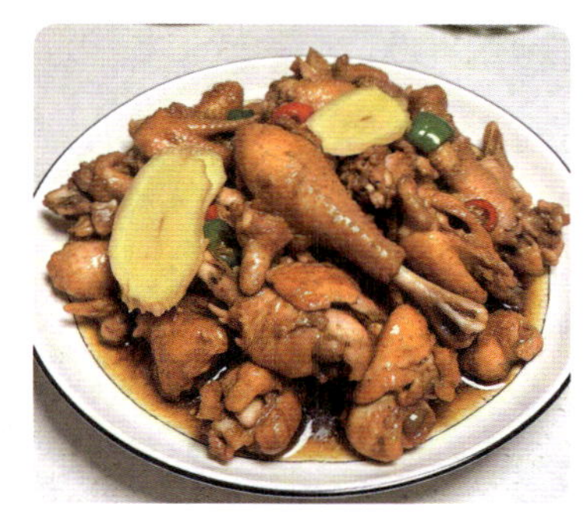

功效: 鸡肉味甘性温，具有补虚，暖胃，强筋骨，续绝伤，活血调经，拓痈疽，节小便频数的功效。胡麻油味甘性凉，具有润肠通便，解毒生肌的功效。

适宜人群: 产妇，老人，孩子，营养不良、肾虚者。

饮食禁忌: 鸡肉多食生热动风，凡时感前后，痘疹后，疮疡后，疟疾，痢疾，疳积，黄疸，肝气不舒，目疾，喉证，脚气，诸风病，皆应忌食。

材料: 散养老母鸡1只。

调料: 米酒50g，胡麻油，葱，姜，盐。

做法:

1. 鸡去掉体内及皮下多余的油脂，剁成大块；姜切薄片备用；
2. 起锅，放入适量胡麻油，放入姜片，小火慢慢翻炒，至姜片两面起皱，变成褐色；
3. 下入鸡块，开大火，将鸡肉翻炒至外皮金黄紧缩，大概六七分熟；
4. 将米酒由锅边淋入，翻炒均匀；
5. 将鸡肉连汤汁一同移入汤锅，加入足量清水，大火烧开后，转小火炖一个半小时，加适量盐调味，出锅即可。

制作小贴士: 胡麻油是最适合孕妇食用的油，但部分人群对其特殊的香气不太习惯，也可换为普通油，但功效会降低很多。

豆腐鲫鱼汤

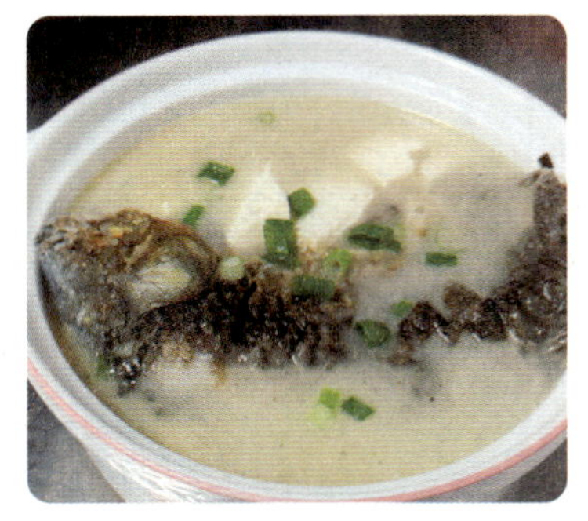

功效：豆腐味甘性凉，具有清热，润燥生津，解毒，补中，通便，降浊的功效。鲫鱼味甘性平。具有开胃，调气，生津，运食，和营，息风，清热，杀虫解毒，散肿愈疮，止痢，止疼，消疳，消痔的功效。

适宜人群：产妇，老人，营养不良、身体虚弱、食欲不振者。

饮食禁忌：外感邪盛时忌食。

材料：鲫鱼 1 条，北豆腐 300g，肥猪肉 20g。

调料：盐，葱，姜，料酒。

做法：

1. 豆腐切大片，姜切片，葱切末，肥肉切小丁；
2. 将锅用姜片擦一遍（可防止鱼皮粘锅）；
3. 起锅，放少量油，冷油加入肥肉丁，小火翻炒，至基本成渣后将油渣捞出丢掉；
4. 将鲫鱼放入，两面煎至略微发黄后捞出；
5. 油锅放入姜片，葱花爆香，放入鲫鱼，加适量料酒，加入足量清水；
6. 大火烧开后加入豆腐、适量盐，转小火，炖 1 小时即可。

干贝冬瓜汤

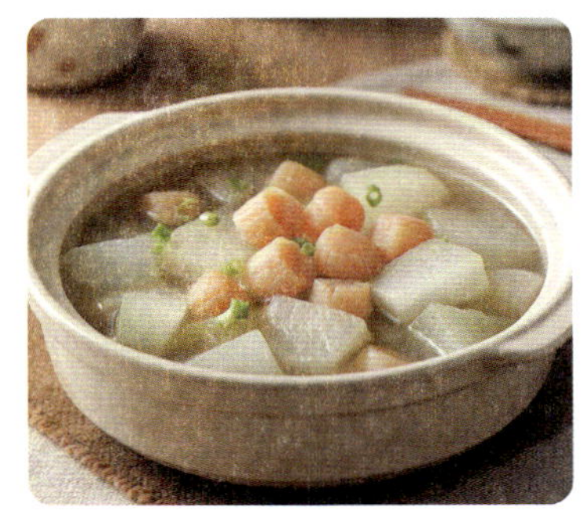

功效：干贝味甘性温，具有补肾，益血，填精的功效。冬瓜味甘性平，具有清热，养胃，生津，涤秽，除烦，消痈，行水的功效。

适宜人群：一般人群均可食用，特别适合肾病、水肿、肝硬化腹水、癌症、脚气病、高血压、糖尿病、动脉硬化、冠心病、肥胖，以及缺乏维生素C者。此汤性平，适合所有体质的产妇，且干贝具有稳定情绪的作用。

饮食禁忌：产妇在食用干贝冬瓜汤时，不要过量食用，可以搭配一些温性的食材，以平衡冬瓜的寒性，如加入适量的姜丝等。

材料：干贝20g，冬瓜200g。

调料：姜，料酒，盐。

做法：

1. 干贝用料酒1/2汤匙，清水4汤匙浸泡4小时后捞出；
2. 将冬瓜削皮，去子，切片；姜切片备用；
3. 将干贝、姜片、热水加入锅内，烧开后转中火，煮1分钟；
4. 再加入冬瓜、适量盐，盖盖子炖30分钟即可。

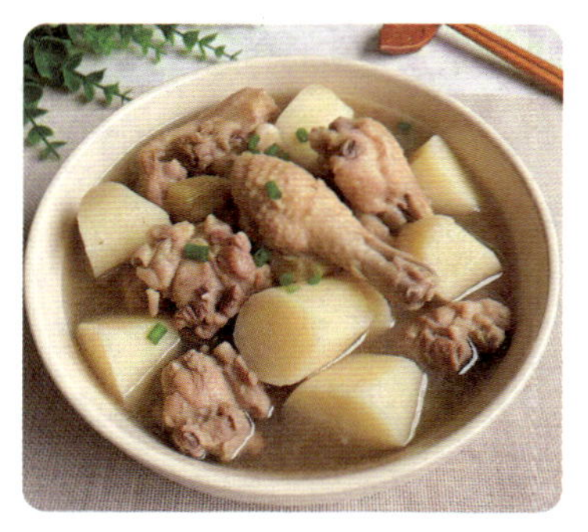

功效：鸡肉味甘性温，具有补虚，暖胃，强筋骨，续绝伤，活血调经，治痈疽，止崩带，节小便频数的功效。山药味甘性平，具有补脾肾，调二便，强筋骨，丰肌体，辟雾露，清虚热的功效。

适宜人群：脾胃虚弱、消化不良、肾虚体弱、腰膝酸软等人群，可以帮助产妇身体恢复，增加抵抗力，提高免疫力。

饮食禁忌：鸡肉多食生热动风，凡时感前后，痘疹后，疮疡后，疟疾，痢疾，疳积，黄疸，肝气不舒，目疾，喉证，脚气，诸风病，皆应忌食。

材料：散养老母鸡半只，山药200g。

调料：红枣，枸杞子，葱，姜，盐，料酒，生抽。

做法：

1. 鸡去掉体内及皮下多余的油脂，剁成大块；山药去皮，切滚刀块（如无新鲜山药，可用适量干山药片替代）；枸杞子提前10分钟温水泡发；姜切片，葱切段备用；

2. 锅内加适量水，鸡肉冷水下锅，加适量姜片，料酒，大火烧开后，撇去浮沫，焯2分钟，捞出沥干；

3. 起锅，放入适量油，放入葱姜，爆出香味，加入鸡块，翻炒至表皮变色，加入适量料酒、生抽；

4. 将鸡肉连汤汁一同移入汤锅，加入足量清水，放入山药、红枣、枸杞子，大火烧开后，转小火炖半小时，加适量盐，继续炖1个小时即可。

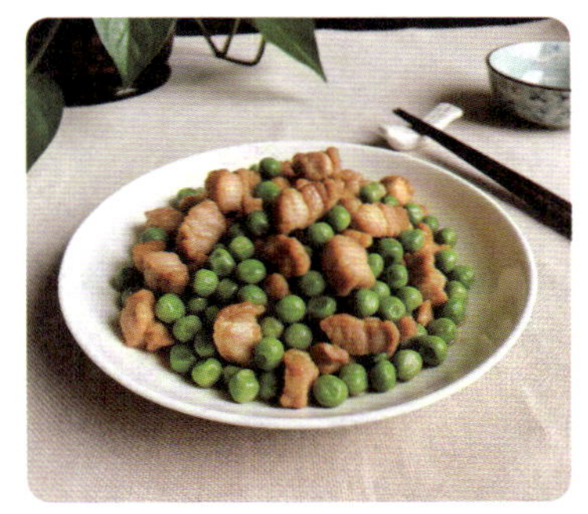

功效：豌豆味甘性平，具有和中下气，生津止渴，利小便，解疮毒，通乳消胀的功效。猪肉性甘味温，具有补肾养血，滋阴润燥的功效。

适宜人群：豌豆焖肉适合产妇食用。豌豆中的膳食纤维有助于缓解产后便秘，有益于产后伤口恢复，还有催乳的功效。猪肉的温补气血和补益的功效也对产妇有益。还适合老人、儿童等人群食用。

饮食禁忌：豌豆避免过多食用会引起肠胃不适。猪肉中胆固醇含量偏高，产妇不宜过多食用。

材料：豌豆 200g，猪瘦肉 50g。

调料：生抽，姜末，蒜末，盐。

做法：

1. 猪肉切丁；

2. 锅内加少许油，放入姜末、蒜末爆香后，下入肉丁翻炒至变色，加入适量生抽；

3. 加入豌豆继续翻炒 2 分钟；

4. 加入足量凉水，大火烧开后转小火焖煮，至豌豆软烂，出锅即可。

月子餐第四周食谱

中医称产后第四周为“回春周”，这一周的重点在于滋补养身、预防老化，从均衡饮食的角度来作调养，即以“养”为主，帮助产妇恢复体力和调整身体状态。

1. 滋补养身

产后第四周，产妇的身体逐渐从恢复阶段进入调养阶段，此时应注重滋补养身，以补充生产过程中消耗的气血。

2. 调理气血

继续补气养血，以巩固体质，帮助产妇恢复最佳体力及健康状态。

3. 补肾固精

中医认为肾为先天之本，产后补肾固精有助于产妇身体的全面恢复。

4. 避免大补

虽然第四周需要滋补养身，但也要避免过度进补，特别是避免骤然进食人参、阿胶、鹿茸等大补之物，以免损伤脾胃。

5. 均衡饮食

食物应多样化，荤素搭配，粗细粮科学搭配，保证营养的全面均衡。

6. 清淡适宜

饮食应以清淡为主，少吃腌制品和刺激性强的食物，以免这些食物通过乳汁进入婴儿体内。

烹调方法应采用炖、煮、熬等方式，少油炸、煎，以避免产生消化不良等问题。

7. 少食多餐

避免暴饮暴食，晚上不宜吃夜宵，以免加重肠胃负担。

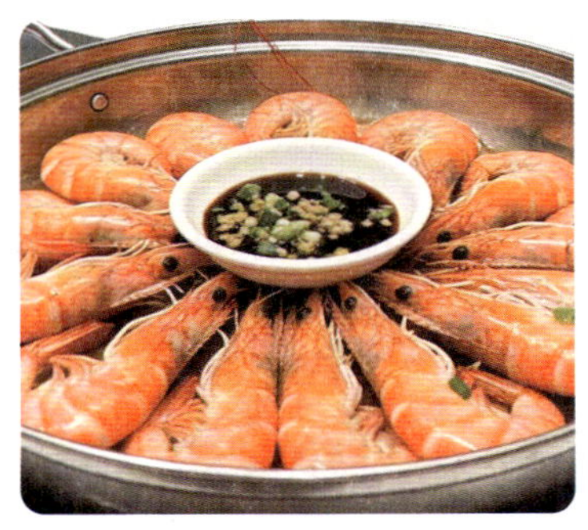

功效：虾味甘性温，有微毒，具有通督壮阳，吐风痰，下乳汁，补胃气的功效。

适宜人群：适合病后调养，肾虚阳痿，腰脚无力人群食用。虾有通乳的作用，对于产后乳汁分泌不足的妇女有益。

饮食禁忌：虾多食发风动疾，生食尤甚。产妇不宜过量食用，可能会导致消化不良。虾有轻微的毒性，必须配姜食用。虾忌与含有鞣酸的水果同食，如葡萄、石榴、山楂、柿子等。

材料：鲜虾（或冷冻虾）200g。

调料：葱，姜，生抽，香醋，料酒。

做法：

1. 冷冻虾在冷水中解冻（鲜虾则省略此步），用牙签挑出虾肠，剪去虾须和虾枪，洗净；葱姜切末备用；

2. 将虾放入大碗内，加适量料酒，姜末腌制20分钟；

3. 锅内放足量水，大火烧开后，倒入腌好的虾，待再次开锅后，煮1分钟后捞出；

4. 取小碗，放入葱、姜末，加适量生抽、香醋，调成蘸料，上桌即可。

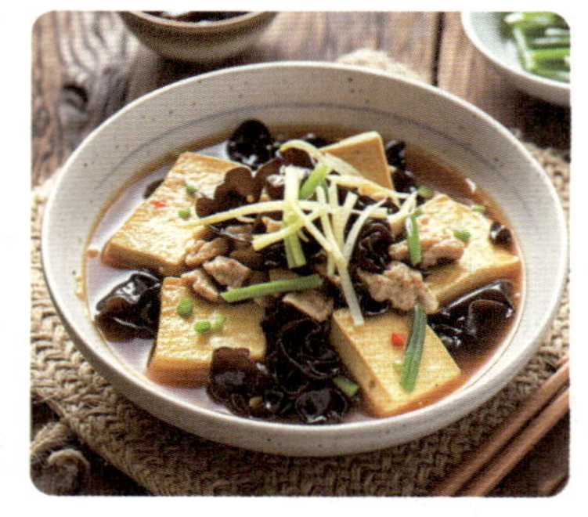

功效：豆腐味甘性凉，具有清热，润燥生津，解毒，补中，通便，降浊的功效。

适宜人群：热性体质、口臭口渴、肠胃不清等人群。豆腐具有益气养血、健脾宽中之功效，能有效改善产后气血不足引起的头晕心悸、食欲不振等问题。

饮食禁忌：老年人，肾脏疾病，痛风、胃寒者慎食。忌与菠菜、竹笋等含草酸高的食物同食。

豆腐不宜食用过量，以免引起蛋白质消化不良，出现腹胀、腹泻等不适症状。

材料：北豆腐 300g，猪瘦肉 50g，干木耳 10g。

调料：盐，葱，姜，料酒，酱油。

做法：

1. 木耳提前半小时泡发，用手撕成小朵；
2. 豆腐切大片，姜切丝，葱斜刀切片，猪肉切片；
3. 起锅，放适量油，将豆腐分批下入，煎至两面金黄，捞出备用；
4. 油锅放入姜丝，葱片爆香，放入肉片，小火翻炒至变色，加入酱油、料酒、盐翻炒均匀；
5. 加入木耳、豆腐继续翻炒片刻，加少量水；
6. 水开后焖煮 1 分钟，出锅即可。

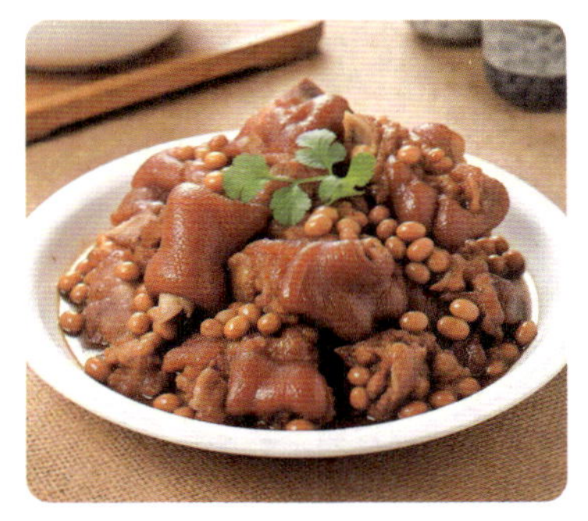

功效：猪蹄味甘、咸，性平，具有填肾精，健腰脚，滋胃液，滑皮肤，长肌肉，助血脉，充乳汁的功效。黄豆味甘性平，具有补中解毒的功效。

适宜人群：体质虚弱、气血不足者。对产后妇女恢复身体，促进乳汁分泌有很好作用。

饮食禁忌：一切外感及哮嗽，疟疾，痢疾，出痧，黄疸，急性肠胃炎，胀满，脚气，流感，喉痹，痞满，疔痈诸病，都应忌食。黄豆炒食则壅气，故宜煮食。

材料：黄豆 100g，猪蹄 1 个。

调料：葱，姜，蒜，啤酒，盐，醋，冰糖，香叶，桂皮。

做法：

1. 黄豆提前一天用冷水泡发；
2. 猪蹄切成小块，冷水入锅，加入姜片，少量醋，大火烧开 2 分钟后捞出沥干；
3. 另起锅，加入少量油，放入冰糖，小火炒出糖色，倒入猪蹄翻炒，使表面裹上糖色；
4. 接着倒入葱姜蒜和香叶、桂皮翻炒，倒入适量醋，加入足量开水；
5. 最后倒入黄豆，加入少许啤酒，加入适量盐，盖上锅盖，大火烧开后转小火，炖到收汁，出锅即可。

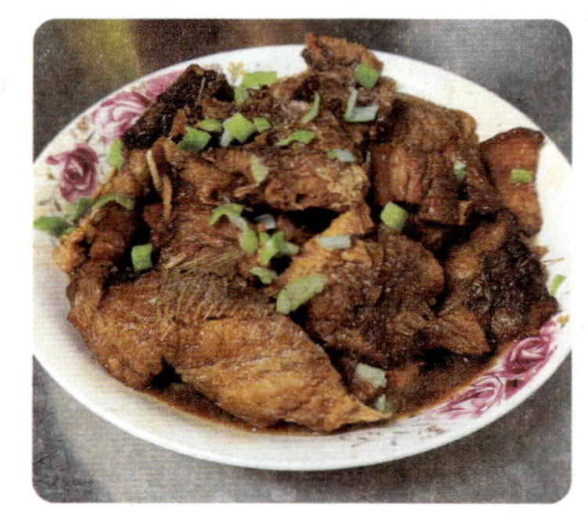

黄鱼鲞烧肉

功效：黄鱼味甘性温，具有开胃，补气，填精的功效。做成鲞之后更有醒脾，补肾养血，滋阴润燥，补虚，活血，开胃，清火，生津的功效。

适宜人群：气血不足、阴虚纳差人群，可供妇女产后补虚，有助于产妇恢复体力。

饮食禁忌：湿热痰滞内蕴者慎食，肥胖、血脂较高者不宜多食，产妇可少量食用。

材料：黄鱼鲞 1 条，猪五花肉 300g。

调料：葱，姜，盐，料酒，生抽，老抽，白糖。

做法：

1. 黄鱼鲞用凉水泡软，去头尾，刮去鳞片，切成小块；五花肉切成长方形小块；葱切段、姜切片备用；
2. 起锅，锅内加少许油，放入五花肉，小火煸炒至肥肉出油；
3. 将多余的油倒出，加入葱、姜爆香。
4. 加入适量生抽、老抽、料酒、白糖，翻炒均匀；
5. 倒入适量清水，大火烧开后转小火慢炖；
6. 另起锅，用炒五花肉盛出的油，将鱼块炸至金黄色后捞出沥干；
7. 等五花肉基本炖烂时，倒入炸好的鱼块，继续焖煮 10 分钟，大火收汁即可。

附注：黄鱼鲞就是干黄鱼，黄鱼腌制为鲞性即和平，为病后，产后食养之珍。

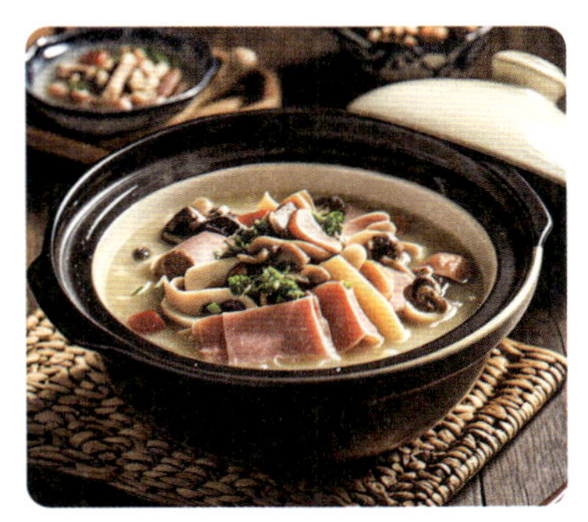

火腿煲猪肚

功效：猪肚味甘性温，具有补胃，益气，充饥，退虚热，杀劳虫，止带浊，散瘕消积的功效。火腿味甘、咸，性温，具有补脾开胃，滋肾生津，益气血，充精髓的功效。

适宜人群：虚劳瘦弱，脾胃虚弱，中气不足，体虚之人。猪肚的温补作用能够很好地帮助新妈妈们恢复气血，增强乳汁质量，提升身体机能。

饮食禁忌：外感未清，湿热内蕴，积滞未净，胀闷未消以及大病久病后均应忌食。

材料：猪肚200g，火腿50g。

调料：大葱，姜片，盐，料酒。

做法：

1. 猪肚用大葱叶、盐里外抓洗干净，去掉里面白色油筋，外皮用刀刮掉黏液；
2. 处理干净的猪肚，在沸水中焯烫几分钟，将水倒掉，再次加水没过猪肚，加适量料酒、葱段、姜片，煮至猪肚全熟后（用筷子可以轻松扎透）捞出晾凉；
3. 猪肚切成粗条状，火腿切片，香葱切末备用；
4. 锅内放入猪肚条、火腿片，适量料酒、葱段、姜片，再次加水没过所有食材，大火烧开后转小火炖2小时；
5. 出锅前调入适量盐和葱花即可。

土豆烧牛肉

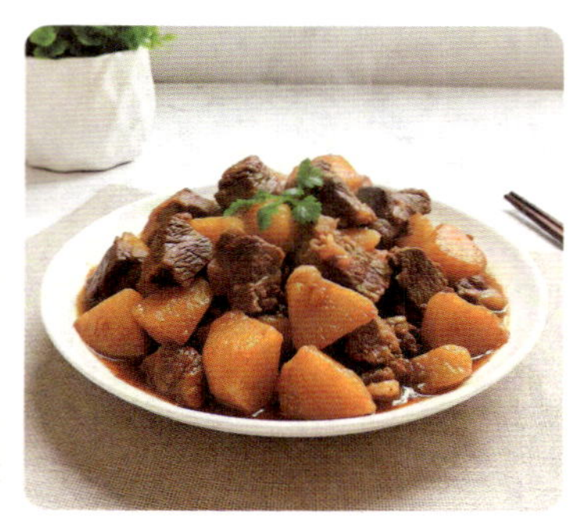

功效：牛肉味甘性平，具有安中益气，养脾胃，强筋骨，消水肿，除湿气的功效。土豆味甘性平，具有和胃，调中，健脾，益气的功效。

适宜人群：体质虚弱，生长发育期，术后或病后需要调养者。有助于产妇增强体力，补充营养。

饮食禁忌：内热盛者忌食牛肉。不可与白酒，韭菜，薤同食。

材料：牛肉 150g，土豆 300g。

调料：八角，大葱，葱，姜，盐，生抽，老抽，香菜。

做法：

1. 将牛肉洗净切大块，放入锅里，加水、姜片、大葱，大火烧开后撇去浮沫，焯 2 分钟捞出，沥干备用；
2. 土豆削皮，切滚刀块；葱切段，姜切大片，香菜切末备用；
3. 起锅，倒入少量油，油热后放入八角、桂皮、葱段、姜片炒香；
4. 放入焯好的牛肉略微煸炒，加入生抽、老抽翻炒至牛肉上色；
5. 加入足量开水，烧开后转小火，炖 1 个小时；
6. 放入土豆块，盖盖子继续炖 20 分钟左右，翻炒均匀，出锅撒香菜即可。

产后——春季食谱

从中医角度来看，生产后的女性春季的饮食原则应注重温补、养肝、健脾和胃，同时保持清淡易消化，以促进身体的恢复和乳汁的分泌。

1. 温补为主

春季气温逐渐回暖，但产后女性身体仍较虚弱，需以温补食物为主，如红枣、桂圆、鸡汤等，有助于调理气血，促进身体恢复。

2. 养肝为先

中医认为春季与肝脏相对应，因此春季养生要特别注意养肝。保持心情舒畅，避免生气和焦虑，有助于肝气的舒畅。同时，可多食用具有养肝作用的食物，如菠菜、枸杞子等。

3. 健脾和胃

产后女性脾胃功能较弱，春季饮食应以清淡易消化为主，避免食用过于油腻和辛辣的食物，以免加重脾胃负担。可多食用山药、小米、南瓜等具有健脾和胃作用的食物。

4. 补充水分

春季气候干燥，产后女性应多饮汤水，如鸡汤、鱼汤、小米粥等，以补充体内水分，促进乳汁分泌。

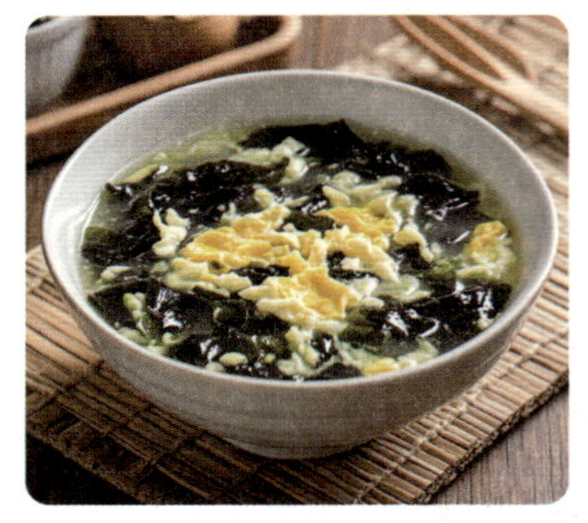

功效：紫菜味甘性凉，具有和血养心，清烦涤热，解酒开胃的功效。鸡蛋味甘性平，具有补血，安胎，镇心，清热，开音，止渴，濡燥，除烦，解毒，息风，润下，止逆的功效。

适宜人群：紫菜蛋花汤适合大多数人食用，尤其适合产妇、老年人，甲状腺肿大、慢性支气管炎、咳嗽、高血压、心脑血管病患者。

饮食禁忌：鸡蛋多食动风、阻气，有外感及疟疾，黄疸，痞积，痞满，肿满，肝郁，痰饮，脚气，痘疹者，皆不可食。若产妇甲状腺功能亢进应禁食。

材料：鸡蛋 1 个，紫菜 5g。

调料：盐，葱，香油。

做法：

1. 将鸡蛋打散，加少量盐，紫菜用手撕碎；
2. 起锅，加微量油，放入葱花爆香，放适量水，加适量盐；
3. 水烧开后，将打好的蛋液逐渐倒入，并搅散；
4. 待蛋液凝固后，加入紫菜，待紫菜完全化开，关火，淋适量香油，出锅即可。

酒酿煮鹌鹑蛋

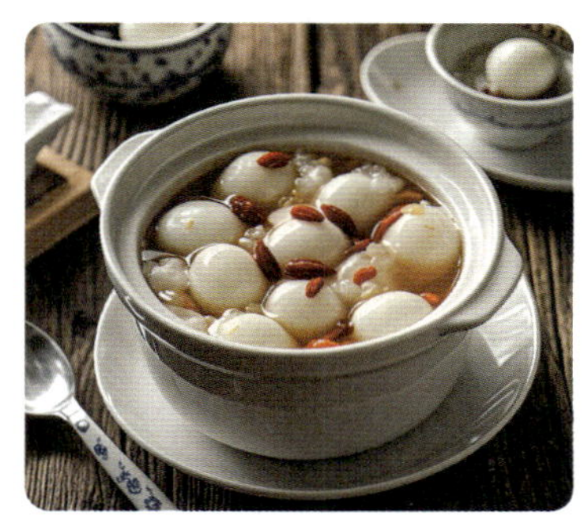

功效: 酒酿味甘、辛,性温,具有温补脾胃,补气养血,助运化的功效。鹌鹑蛋味甘,性平,有补益气血、强身健脑、丰肌泽肤的功效。两者结合,整体偏温性。

适宜人群: 体质虚寒、气血不足、需要美容养颜的人群。产妇在生产时气血大耗,喝一些这样的滋养品可以补血行气,促进血脉流通,调养周身气血,避免产后身体气血两虚。现代医学也证实,产后喝米酒可以帮助产妇避风寒,既可预防产后关节疼痛等诸多疾患,又能够通经活血,温补脾胃,促进乳汁分泌。

饮食禁忌: 酒酿多饮会助湿热,发风动疾,因此患有出痧出痘,咽喉类,眼科,血液类,疮类,疟疾等疾病人群均应忌食。经期、人工流产后女性应慎食。

材料: 酒酿50g,鹌鹑蛋5颗,枸杞子20粒。

调料: 冰糖。

做法:

1. 鹌鹑蛋煮熟、去皮;

2. 枸杞子子用温水泡发备用;

3. 将酒酿放入砂锅,加适量凉开水,冰糖,下入枸杞子、煮开后,把鹌鹑蛋放进去一起煮5分钟,熄火出锅即可。

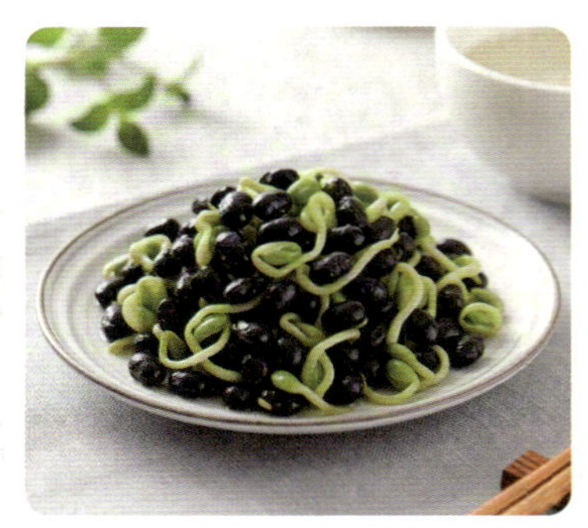

功效：黑豆味甘性平，有补脾胃，行水，调营，祛风邪，解诸毒的功效。

适宜人群：适合大多数人食用，尤其适宜长期吸烟者食用。也适合热性体质者。

饮食禁忌：黑豆性滞壅气，小儿不宜多食。服厚朴者忌之，服蓖麻子者，犯之必死。

材料：黑豆芽 300g。

调料：花椒粉，葱末，盐，生抽。

做法：

1. 将黑豆芽洗净，沥干备用；
2. 锅中放少许油，加入花椒粉、葱末爆香；
3. 下入黑豆芽煸炒，加入适量的盐和生抽；
4. 煸炒 5 分钟左右，待豆芽熟透，出锅即可。

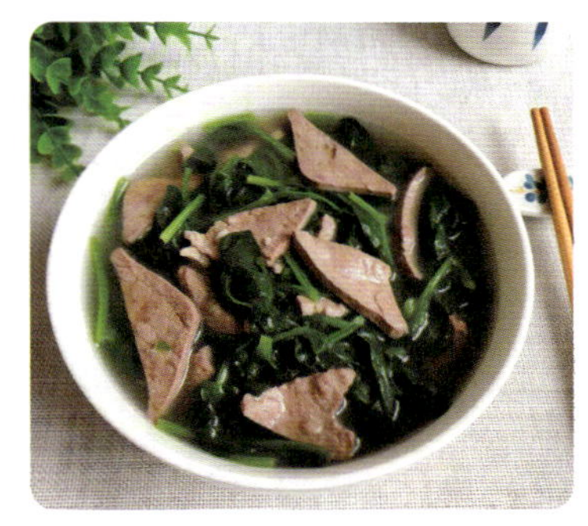

菠菜猪肝汤

功效：菠菜性平味甘，具有养血润燥、滑肠通便的功效，猪肝性温味甘、苦，无毒，具有养肝明目、补气健脾的功效。

适宜人群：贫血、用眼过度的人群，以及儿童、青少年、哺乳期女性、老年人。

饮食禁忌：高血脂、冠心病、脑梗死、脑卒中后遗症、消化功能障碍及痛风者应慎食。产妇不宜多食，建议产妇每周食用不超过两次，每次食用不超过 250ml。

材料：新鲜菠菜 200g、猪肝 150g、姜片 3 片。

调料：盐、香油。

做法：

1. 将菠菜洗净，去掉根部，切段备用；
2. 将猪肝清洗干净，切成薄片，用清水浸泡 10 分钟以去除血水；
3. 锅中加入清水，放入姜片，大火烧开后转小火；
4. 放入猪肝片，煮至变色后，撇去浮沫；
5. 加入菠菜段，煮至菠菜变软；
6. 加入少许盐和几滴香油调味，即可出锅。

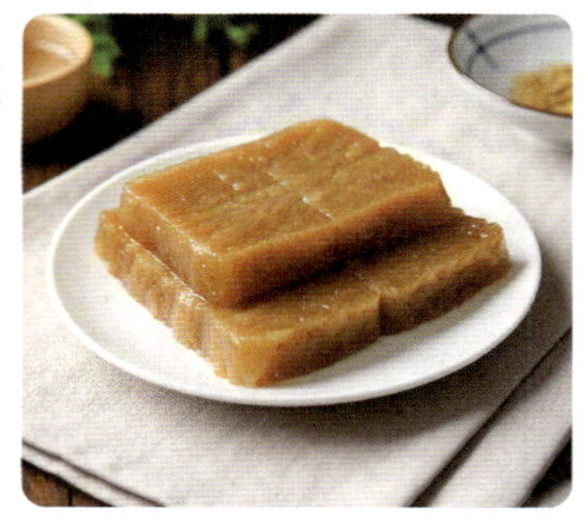

功效：马蹄（又名荸荠）味甘，性寒，具有清热，消食，解酒，疗膈的功效。

适宜人群：特别是咽喉干疼、咳嗽多痰、大便不利者。

饮食禁忌：脾胃虚寒、寒性体质者，糖尿病，小儿消化力弱者忌食或慎食。产妇应适量食用，不可贪吃。

材料：马蹄粉 250g，马蹄 8 只，红糖 200g。

做法：

1. 马蹄洗净去皮，切小丁；
2. 用 750ml 的清水把 250g 的马蹄粉溶成浆；
3. 汤锅中放 750ml 水，加入红糖和马蹄丁，大火烧开后转小火，煮至红糖熔化；
4. 缓缓加入一小碗调好的马蹄浆，并一边加入一边搅拌（约 2 分钟），变成熟粉浆后熄火；
5. 将剩下的生粉浆倒入，并搅拌均匀，形成生熟浆；
6. 蒸糕的盘子（其他有一定深度的平盘亦可）里面涂上油，然后倒进生熟浆；
7. 上蒸锅，大火蒸 20 分钟后取出，放凉；
8. 冷却后的糕，脱模切成块状即可。

黄花菜炒肉丝

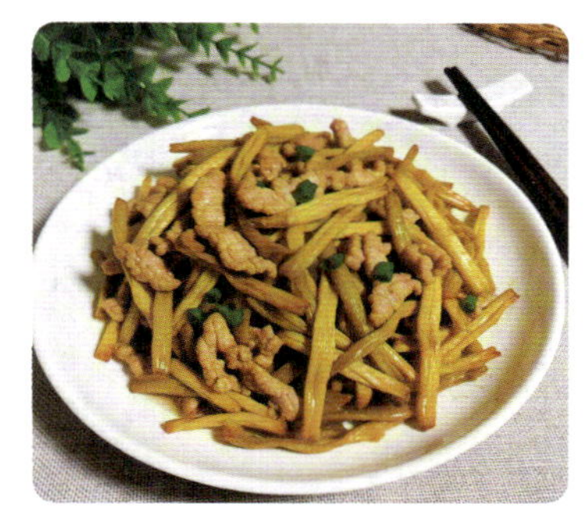

功效：黄花菜味甘性平，具有利膈，清热，养心，解忧释忿，醒酒，除黄的功效。

适宜人群：适合病后或产后需要调补的人群食用。

饮食禁忌：皮肤瘙痒症者忌食，肠胃病患者慎食。

材料：干黄花菜 50g，干木耳 20g，猪瘦肉 100g。

调料：盐，青椒，生抽。

做法：

1. 黄花菜与木耳提前半小时月温开水泡发；
2. 泡发好的木耳手撕成小朵，黄花菜切为两段，青椒切细丝备用；
3. 猪肉切丝，放入碗中，加入适量料酒、生抽、盐、淀粉，抓匀，腌 10 分钟；
4. 起锅，加少许油，放入蒜末爆香，放入肉丝快速翻炒至变色；
5. 放入黄花菜、木耳，再加少许水炒至 8 分熟；
6. 加入青椒，加入适量生抽、盐，翻炒至熟，出锅即可。

附注：干黄花菜、干木耳均可四季食用，因此本菜在四季食用均可。

产后——夏季食谱

生产后的女性在夏天饮食应注重调养身体、恢复元气，同时适应夏季的气候特点。

1. 清淡易消化

产后女性身体虚弱，消化功能相对较弱，夏季气温高，人体新陈代谢加快，因此饮食应以清淡、易消化为主，避免给肠胃带来过重的负担。

2. 均衡营养

保证蛋白质、碳水化合物、脂肪、维生素和矿物质的均衡摄入，以满足身体恢复和哺乳的需求。

3. 防暑降温

选择具有清热解毒、消暑降温作用的食物，帮助身体适应夏季的高温环境。

4. 适量补水

夏季出汗多，容易导致身体缺水，应保证充足的饮水量，同时可以通过食用含水量高的水果和蔬菜来补充水分。

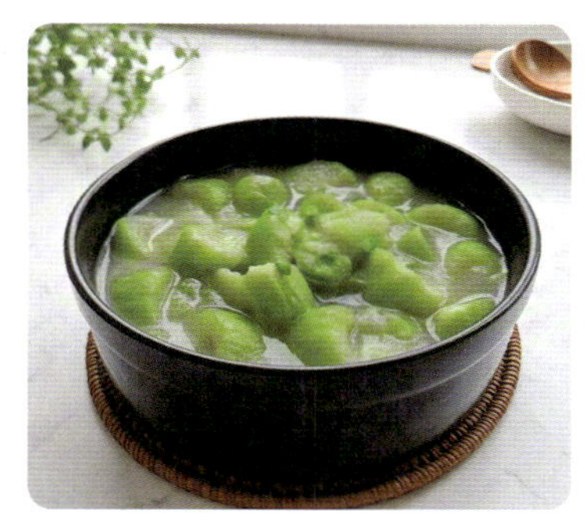

丝瓜汤

功效：丝瓜味甘性凉，具有清热解毒，安胎，行乳，调营，补阳，通络，杀虫，理疝，消肿，化痰，润肠通便的功效。

适宜人群：此汤特别适合夏季饮用，尤其适合体质偏热或容易上火的人群。对于脾胃虚弱、消化不良、皮肤干燥、便秘以及需要提高免疫力的人群来说也是不错的选择。丝瓜具有一定的通络功效，可以促进乳腺的发育和乳汁的分泌，有助于改善产后缺乳、少乳现象，对于产后哺乳期的女性尤其有益。

饮食禁忌：体寒质虚、脾胃阳虚者慎食，不可与白萝卜、菠菜、芦荟等一起食用。

材料：丝瓜 300g。

调料：盐，姜。

做法：

1. 丝瓜洗净去皮，纵向劈开，切成长段，姜切末备用；

2. 起锅，放入适量油，油热后加入姜末爆香，加入丝瓜翻炒至断生，加适量盐，加入适量清水，大火烧开后转小火炖 5 分钟，出锅即可。

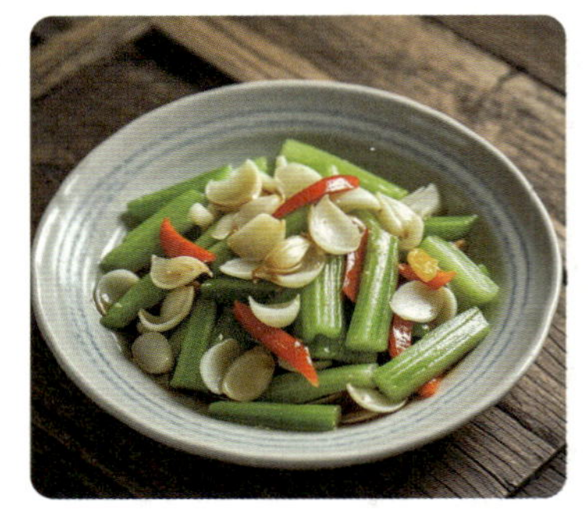

功效：百合味甘性平，具有润肺，补胃，清心，定魄，息惊，泽肤，通乳，祛风，涤热，化湿，散痈的功效。芹菜味甘性凉，具有清胃、涤热、祛风，利口齿、咽喉、头目的功效。

适宜人群：中老年人、上班族。

饮食禁忌：百合，风寒咳嗽，中寒便滑者忌食。

材料：西芹200g，干百合20g（或鲜百合100g），红彩椒30g。

调料：盐，蒜，生抽。

做法：

1. 干百合提前4小时，冷水泡发（用鲜百合则省略此步）；

2. 百合掰瓣，西芹切段，彩椒切条；

3. 西芹、百合，焯水后沥干；

4. 起锅，放少许油，加入蒜末爆香，首先加入西芹炒1分钟，再加入百合、彩椒，加适量生抽、盐，翻炒1分钟后出锅即可。

莲藕脊骨汤

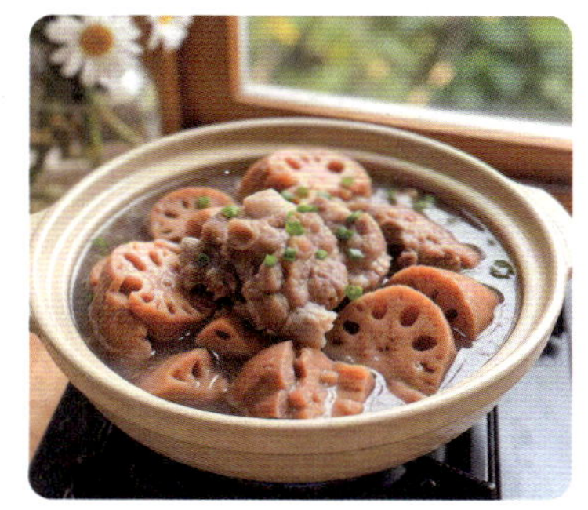

功效：莲藕味甘性平，具有补虚，养心生血，开胃疏郁，止泻充饥的功效。猪脊骨味甘性平，具有补髓，养阴的功效。

适宜人群：适合一般人群食用，尤其适合身体虚弱、食欲不振、贫血、缺钙、便秘者。对于产妇来说，适量食用莲藕排骨汤可以补充身体所需的营养，促进乳汁的分泌，有利于身体的恢复。

饮食禁忌：湿热痰滞内蕴者，腹泻、胆囊炎、高尿酸血症、高脂血症等人群慎食。

材料：猪脊骨 200g，莲藕 400g。

调料：盐，香葱。

做法：

1. 将莲藕切滚刀块，脊骨剁成小块，香葱切末备用；
2. 汤锅中放足量水，加入莲藕，大火烧开后转小火；
3. 猪脊骨冷水入锅，加适量料酒，水开后，继续焯 1 分钟，趁热洗净捞出，直接投入汤锅中；
4. 炖 1 个小时后，加入适量盐，继续炖半小时，关火出锅，撒上香葱即可。

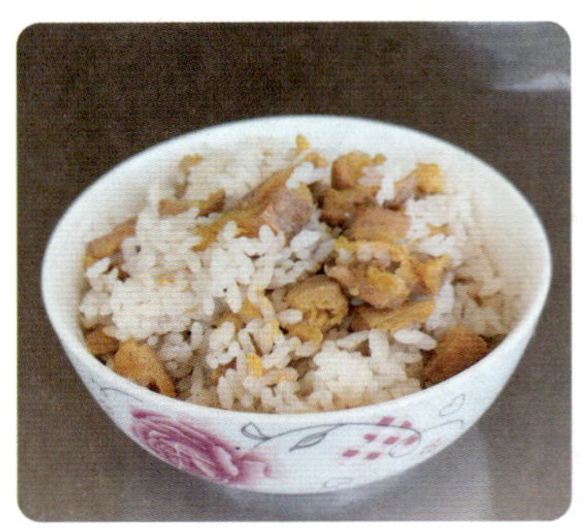

功效：柿饼味甘性平，具有健脾补胃，润肺涩肠，止血，充饥，杀疳，疗痔，治反胃的功效。

适宜人群：适宜一般人群食用，特别是那些需要润肺、化痰、润肠通便的人群。

饮食禁忌：脾胃虚寒者、糖尿病患者慎食。

材料：粳米 100g，柿饼 100g。

做法：

1. 柿饼用水冲洗，切成 0.5cm 见方的小块备用；
2. 电饭锅正常加入米水后，将柿饼块均匀撒在表面；
3. 启动电饭锅，正常焖熟即可。

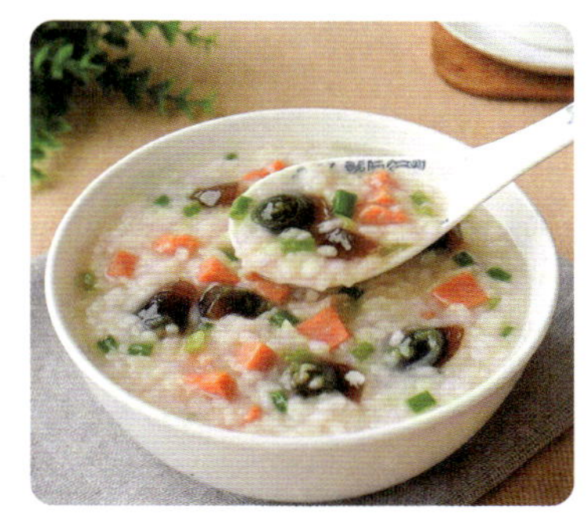

火腿皮蛋粥

功效：火腿味甘、咸，性温，具有补脾开胃，滋肾生津，益气血，充精髓的功效。

适宜人群：老少皆宜，对体弱多病、食欲不振、产妇等人群也有益处。

饮食禁忌：外感未清，湿热内蕴，积滞未净，胀闷未消者均忌食火腿。

材料：粳米50g，皮蛋1个，火腿30g。

调料：香葱，盐，油。

做法：

1. 皮蛋、火腿切小丁；香葱切末备用；
2. 大米提前浸泡30分钟，加入少量的油，盐拌匀；
3. 砂锅中放适量水，水开后加入大米，转中火熬煮至米变得黏稠即可；
4. 加入火腿丁，皮蛋丁，搅拌均匀，再熬10分钟左右；
5. 出锅，撒葱末即可。

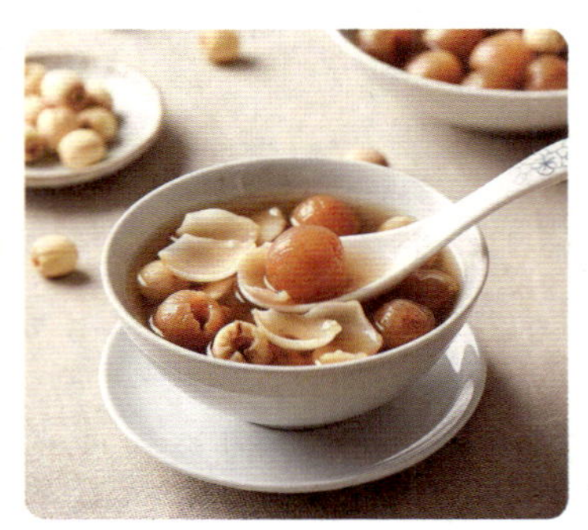

功效：桂圆味甘性温，具有补心气，安志定神，益脾阴，滋营充液的功效。莲子味甘性温，具有安神补气，镇逆止呕，固下焦，止遗精，厚肠胃的功效。百合味甘性平，具有润肺，补胃，清心，定魄，息惊，泽肤，通乳，祛风，涤热，化湿，散痈的功效。

适宜人群：中老年人、体质虚弱的人群、产妇。

饮食禁忌：桂圆，外感未清，内有郁火，饮停气滞，胀满不饥等症状均应忌食。莲子，凡外感前后，以及患疟疾，黄疸，疳积，痔疮，气郁痞胀，小便赤黄，便秘，消化不良等症以及新产后，都应忌食。百合，患有风寒咳嗽，中寒便滑的症状应忌食。

材料：干莲子 100g，干百合 20g，桂圆肉 30g。

调料：冰糖。

做法：

1. 莲子、百合提前 1 天，冷水泡发；
2. 锅内加适量水，放入所有食材，大火烧开后转小火炖至莲子烂熟；
3. 根据个人口味，加入适量冰糖即可。

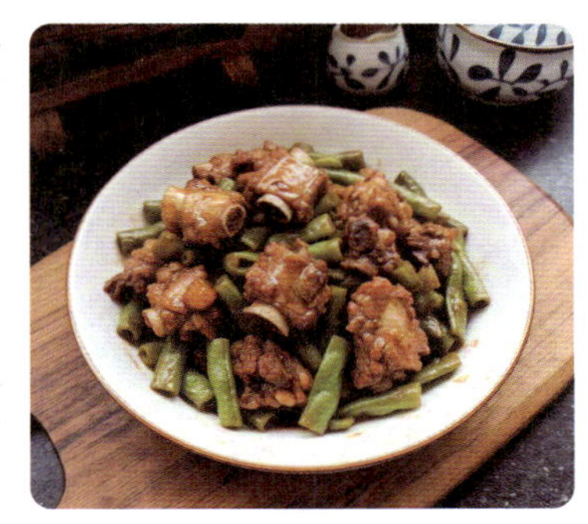

扁豆炖排骨

功效：扁豆味甘性平，具有健脾化湿，下气止呕，清暑生津的功效。

适宜人群：一般人群均可食用，尤其适宜于气血不足、阴虚纳差者，以及脾胃虚弱、食欲不振、大便溏泻、白带过多、暑湿吐泻者食用。

饮食禁忌：疟疾患者忌食扁豆。生扁豆含有毒素，必须充分加热煮熟后方可安全食用。若烹煮不充分，可能导致食物中毒，出现头痛、恶心、呕吐等症状。

材料：排骨 250g，扁豆 500g。

调料：姜，蒜，大料，花椒，盐，酱油。

做法：

1. 排骨用清水洗净沥去水分，扁豆撕去老筋掰成段，洗净控水备用；
2. 炒锅倒油，油热后下姜、蒜、花椒、大料煸出香味；
3. 倒入排骨，中火翻炒，至表面带有焦黄为止；
4. 倒入扁豆继续煸炒，加入适量酱油，至扁豆表面变色；
5. 加入清水，水要没过扁豆和排骨；
6. 大火烧开，放入适量的盐；
7. 转小火慢炖约 30 ~ 40 分钟，出锅即可。

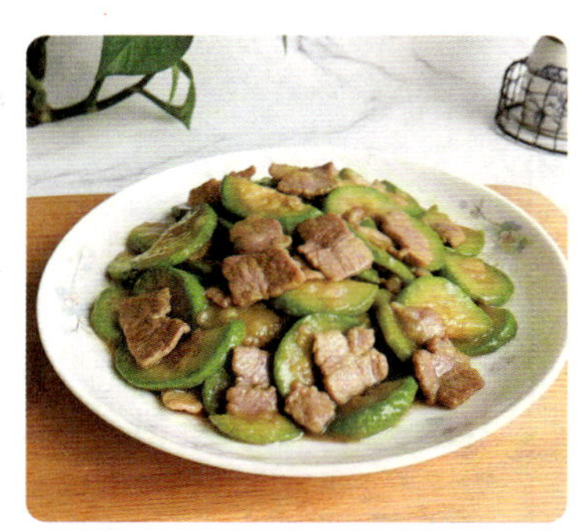

功效：丝瓜味甘性凉，具有清热化痰，凉血解毒，安胎，行乳，调营，补阳，通络，杀虫，理疝，消肿的功效。

适宜人群：适合一般人群食用，尤其适合月经不调、身体疲乏、痰喘咳嗽者和产后乳汁不通的女性。

饮食禁忌：体虚内寒、腹泻者应慎食丝瓜。

材料：丝瓜 300g，猪瘦肉 50g。

调料：盐，姜。

做法：

1. 丝瓜洗净，去皮，切片；猪肉切片，姜切末备用；
2. 起锅，放入适量油，油热后加入姜末爆香，放入肉片，小火炒至变色，加适量生抽、料酒、盐；
3. 加入丝瓜片，转大火，翻炒至丝瓜断生，加入适量清水，焖煮 1 分钟，出锅即可。

产后——秋季食谱

产妇由于生产消耗大量气血、津液，因此更容易被秋燥所伤。生产后的女性秋季的饮食原则应注重滋阴润燥、温补气血、易于消化，同时避免食用过于寒凉、辛辣和油腻的食物，以保护新妈妈的身体健康和促进产后恢复。

1. 滋阴润燥

中医认为，秋天主燥，燥邪当令，易伤阴血，而产后女性由于失血伤津，多阴虚内热。因此，应多吃一些润肺生津、滋阴润燥的食品，如梨、银耳、百合等，以缓解秋燥带来的不适。

2. 温补气血

产后女性身体虚弱，需要补充气血以促进身体恢复。秋季适宜食用一些温补的食物，如红枣、桂圆、乌骨鸡等，以达到补气养血的目的。

3. 易于消化

产后女性肠胃功能较弱，因此饮食应以清淡、易消化为主。可以多吃新鲜蔬菜、水果，以及富含优质蛋白质的食物，如鸡蛋、牛奶、瘦肉等，但要避免过于油腻和刺激性的食物。

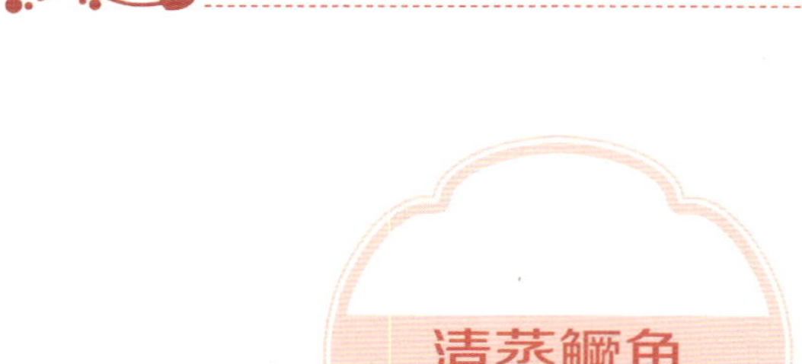

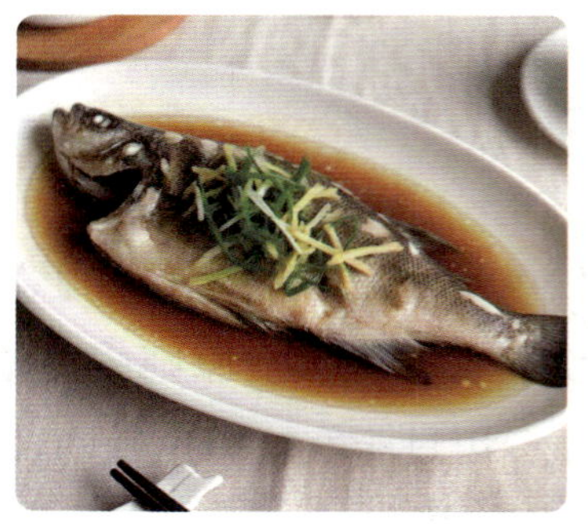

功效：鳜鱼味甘性平，具有益脾胃，补气血，补虚劳，杀劳虫，消恶血，运饮食，肥健人的功效。

适宜人群：体质衰弱、虚劳消瘦的人；老幼、妇女、脾胃虚弱者和产妇。

饮食禁忌：有哮喘、咯血的人，寒湿盛者慎食。

材料：鳜鱼 1 条。

调料：葱，姜，料酒，生抽，盐。

做法：

1. 鳜鱼去鳞，去鳃，去内脏，洗净后，两面斜打花刀；葱、姜切丝备用；

2. 用适量的盐和料酒均匀涂抹鱼身和肚子里面，再分别在鱼身、肚子里面放入葱、姜丝，腌制 15 分钟；

3. 腌好的鱼撒适量生抽，上锅蒸 10 分钟即可。

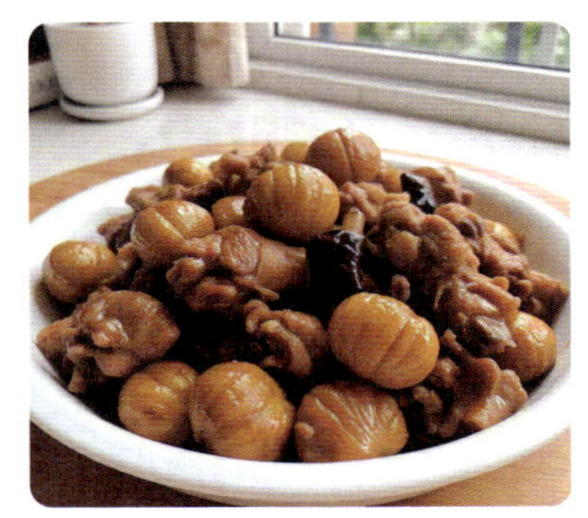

板栗烧鸡

功效：板栗味甘性平，具有补肾，益气，厚肠，止泻，耐饥的功效。鸡肉味甘性温，具有补虚，暖胃，强筋骨，续绝伤，活血调经，拓痈疽，止崩带，节小便频数，主娩后虚羸的功效。

适宜人群：适合脾胃虚弱、食欲不振者；肾虚、腰膝酸软者；成长中的青少年和需要补充营养的老年人；工作压力大、容易疲劳的上班族。

饮食禁忌：板栗如果吃得太饱，会壅气伤脾。对外感未去，患有痞满，疳积，疟疾，痢疾，瘰疬等病症的人群，以及产后，小儿，病后没有食欲、便秘的人群，都应忌食。鸡肉多食生热、动风，凡时感前后，痘疹后，疮疡后，患有疳积，疟疾，黄疸，痢疾，肝气不舒，目疾，喉证，脚气，诸风病，都忌食鸡肉。

材料：半只整鸡，板栗200g。

调料：盐，花椒粉，姜，料酒，生抽，老抽。

做法：

1. 板栗放入开水里泡5分钟，捞起去皮；鸡剁成大块；姜切片；

2. 起锅，加入少许油，放入花椒粉、姜片爆香，放入鸡块，小火炒至变色，加入适量料酒、生抽、老抽，翻炒均匀；

3. 加入板栗，稍加翻炒，放适量盐，加入清水，与锅内食材齐平；

4. 大火烧开后转小火，炖至鸡肉软烂即可。

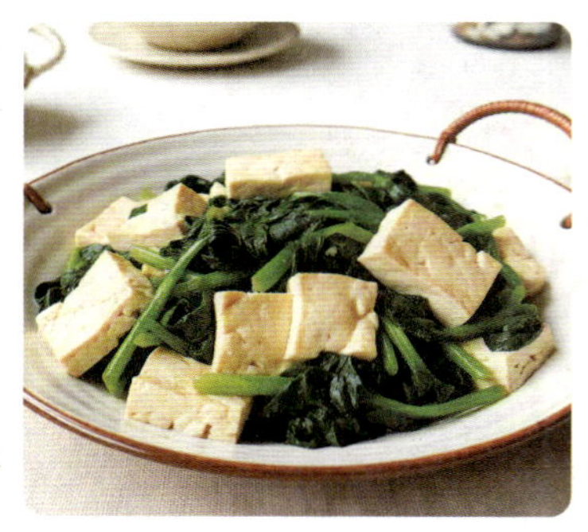

功效：菠菜味甘、辛，性温，具有开胸膈，通肠胃，润燥活血的功效。豆腐味甘性凉，具有清热，润燥生津，解毒，补中，通便，降浊的功效。

适宜人群：大便涩滞及患痔疮的人，宜食用菠菜。

饮食禁忌：菠菜在惊蛰后不宜食用，且病后应忌食。

材料：菠菜 200g，北豆腐 200g。

调料：盐，酱油，蒜末。

做法：

1. 菠菜去根洗净，切长段，豆腐切块备用；

2. 起锅，加少许油，放入蒜末爆香，加入豆腐翻炒 1 分钟后，加少量水焖煮 3 分钟；

3. 加入菠菜，加适量盐，生抽，转大火，炒至菠菜变色，关火出锅即可。

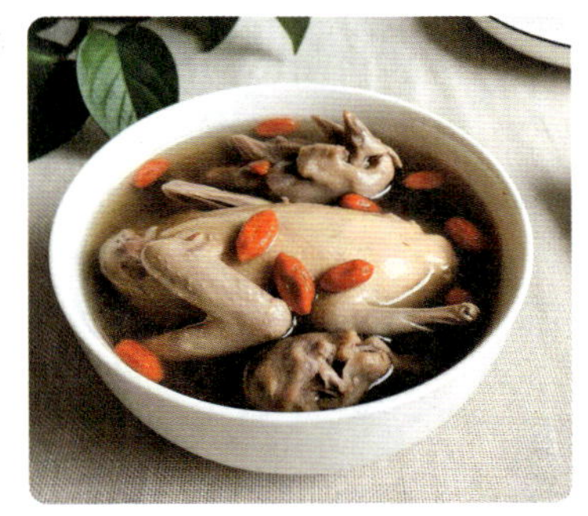

功效：鸽子味甘性平，具有清热，解毒，愈疮，止渴，息风的功效。

适宜人群：身体虚弱、气血不足者，肝肾亏虚者，秋季易感冒、咳嗽者，产妇。

饮食禁忌：体质偏热者或感冒发热期间忌食，产妇应适量食用，不要多食。

材料：鸽子 1 只，枸杞子 50g，党参 10g。

调料：盐，姜。

做法：

1. 将鸽子洗净；姜切片备用；
2. 准备汤锅，将鸽子、枸杞子、党参放入，加入适量清水；
3. 大火烧开后转小火炖半小时，加入适量盐，再炖半小时即可。

附注：民间谚语说“一鸽赛九鸡”，可见鸽子的补益效果应该远胜于鸡，尤其在补气方面。但也正因其补益力量太大，所以孕妇应忌食，产后在坐月子期间也不宜食用。

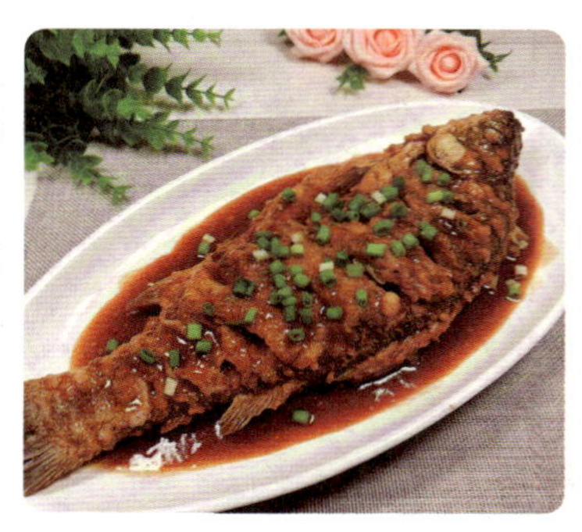

功效：鲤鱼味甘性温。具有下气，行水，通乳，利小便，涤饮的功效。

适宜人群：适宜肾性水肿、黄疸型肝炎、肝硬化腹水、心脏性水肿、营养不良性水肿、脚气浮肿、咳喘者食用。

饮食禁忌：鲤鱼多食热中，热则生风，变生诸病。流感后及有宿证者均忌食，醉者尤甚。产妇不宜多食。

材料：鲤鱼 1 条。

调料：面粉，葱，姜，蒜，白砂糖，陈醋，料酒，酱油，番茄酱。

做法：

1. 鲤鱼去鳞，去鳃，去内脏，洗净后，在两面的头尾部各切一刀，抽出筋线；葱斜刀切段，姜切片备用；

2. 鱼身两面划刀，抹适量的盐和生抽，腌制 20 分钟；

3. 取等量的糖和醋，加适量生抽、料酒、清水，调成糖醋汁待用；

4. 用适量淀粉，面粉调成糊，均匀抹在腌好的鱼上；

5. 起锅，加足量油，油烧至七成热，提起鱼尾，先将鱼头入油稍炸，再舀油淋在鱼身上，待面糊凝固时再把鱼慢慢放入油锅内；

6. 待鱼炸至金黄色，捞出控油放入盘中待用；

7. 炒锅内留少许油，放入葱花、姜末、蒜末爆香，再调入番茄酱，倒入调好的汁，加少许湿淀粉收浓；

8. 将烧好的汁浇在鱼身上即可。

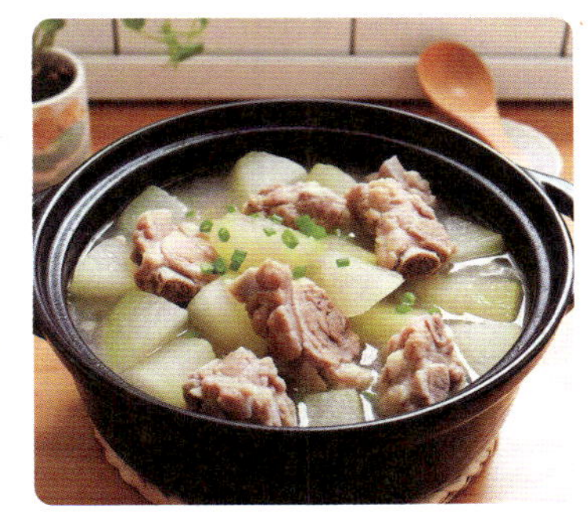

功效:冬瓜味甘性平，具有清热，养胃，生津，涤秽，除烦，消痈，行水的功效。

适宜人群: 老年人、孕妇、产妇、幼儿等人群。

饮食禁忌: 冬瓜冷食则滑肠。体质寒凉者慎食。

材料: 冬瓜 300g，排骨 150g。

调料: 盐，葱，姜，料酒。

做法:

1. 冬瓜洗净，去皮切块；姜切片，葱切段备用；排骨洗净；

2. 锅内加足量的水，放适量姜片、料酒、排骨，水开后继续焯 2 分钟，捞出排骨沥干；

3. 起锅，放少许油，放姜片，葱段爆香，加入排骨，烹入料酒，稍加翻炒后，倒入适量清水，大火烧开后转小火；

4. 炖至排骨将熟，加入冬瓜块，调入少量盐，改中火煮约 20 分钟，出锅即可。

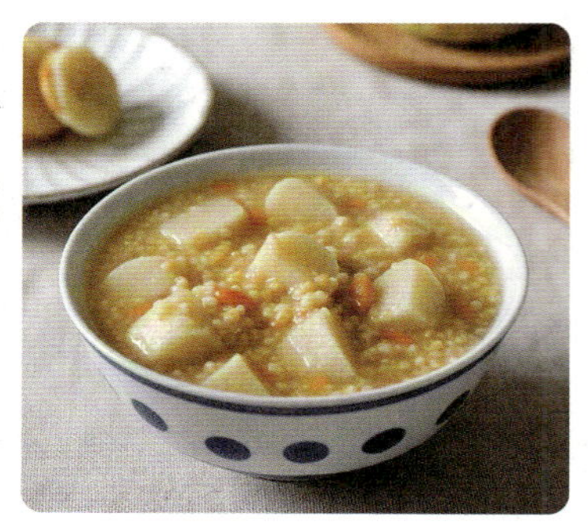

功效：山药味甘性平，具有补脾肾，调二便，强筋骨，丰肌体，辟雾露，清虚热的功效。

适宜人群：适合脾胃虚弱、肺虚咳嗽、肾虚遗精人群；老人、小孩、孕妇、产妇等消化系统较弱的人群；术后恢复期和病后康复期的患者。

饮食禁忌：肿胀，气滞诸病应忌食山药。

材料：铁棍山药100g，小米50g。

调料：白糖，蜂蜜。

做法：

1. 铁棍山药去皮洗净，切成小段；
2. 将小米提前用冷水浸泡1个小时，然后捞出沥干；
3. 锅内加入适量清水，烧开后加入小米、山药；
4. 开锅3分钟，关火焖20分钟（也可调小火一直焖煮），如此反复直至山药软烂即可。
5. 吃时可根据个人口味加入白糖或蜂蜜等。

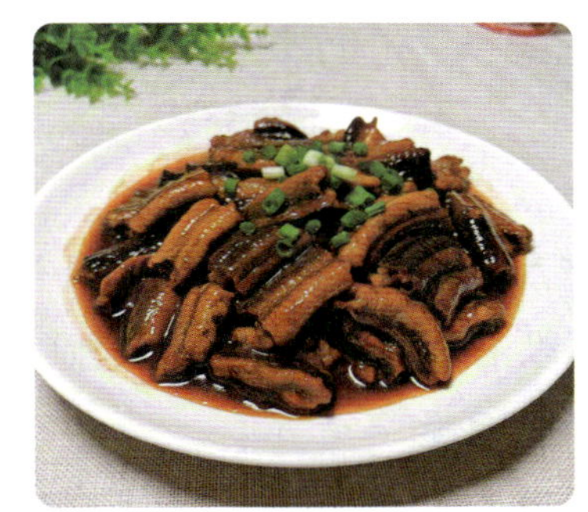

功效：鳝鱼味甘性热，具有补虚助力，善祛风寒湿痹，通血脉，利筋骨的功效。

适宜人群：身体虚弱、营养不良者，风湿痹痛、四肢酸疼无力者，产妇。

饮食禁忌：鳝鱼多食动风、发疥。时病前后，疟疾，黄疸，胀满诸病，均大忌。鳝鱼性热，产妇不宜多食。

材料：鳝鱼 200g，猪油 20g。

调料：姜，蒜，香葱，盐，白酒，生抽，香醋，白糖。

做法：

1. 鳝鱼去除内脏后用温水洗掉鳝鱼身上的黏液，切成寸段备用；姜、蒜切片，香葱切末备用；
2. 起锅，锅内加猪油，放入姜片、蒜片，炒出香味，倒入鳝鱼段，加入适量白酒、生抽、香醋、白砂糖翻炒 3 分钟；
3. 倒入开水，没过鳝鱼，盖上锅盖改成小火炖 30 分钟；
4. 大火收汁，撒香葱碎出锅即可。

产后——冬季食谱

生产后的女性冬季应注重温补、滋阴潜阳，同时避免过于生冷、燥热和难以消化的食物，以助气血恢复，增强体质，预防疾病。

1. 饮食宜温

产后脏腑本虚，脾胃虚弱，饮食过寒则凝血，不利于恶露的顺利排泄，也容易产生腹泻。饮食过热则容易出汗，消耗津液，使新血不宁。

2. 清淡少盐

产后乳汁乃气血所成，不可食咸，咸能止血，令无乳汁，且发嗽难治。

3. 全面膳食

产后妇女应以谷物、豆类作为膳食主体，性味平和、甘温的食物为主。

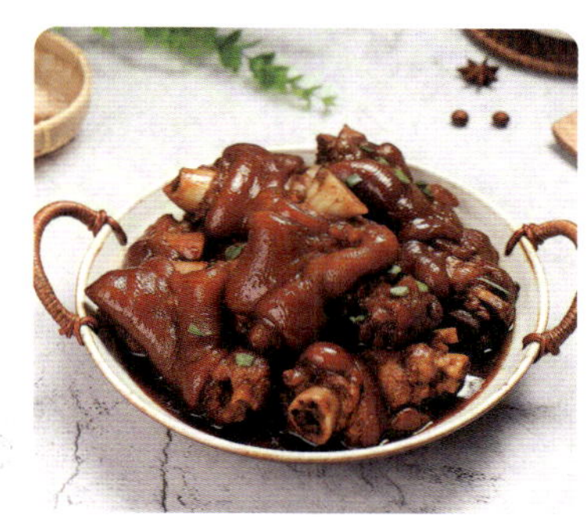

红烧猪蹄

功效：猪蹄味甘、咸，性平，有填肾精而健腰脚，滋胃液以滑皮肤，助血脉，充乳汁的功效。

适宜人群：产妇、血虚者，年老体弱者。

饮食禁忌：患有外感及哮嗽，疟疾，痢疾，痧疹，黄疸，急性肠胃炎，胀满，脚气，喉痹，痞满，疔痈诸病，都应忌食猪蹄。高血脂、消化功能弱者慎食。

材料：猪蹄2个。

调料：大葱，姜，香葱，盐，醋，冰糖，花椒，香叶，八角，桂皮。

做法：

1. 猪蹄切成小块，然后用清水浸泡1个小时；
2. 猪蹄冷水入锅，加入姜片，料酒，大火烧开2分钟后捞出；
3. 将猪毛拔净，用清水冲洗沥干水分；
4. 起锅，加少许油，用小火将花椒炒出香味，捞出花椒；
5. 放入八角、桂皮、香叶、葱段、姜片煸出香味；
6. 放入猪蹄，煎至表皮金黄，倒入料酒、生抽、老抽，翻炒均匀；
7. 加入清水没过猪蹄，大火煮开，小火慢炖1小时；
8. 加入适量冰糖、盐调味，大火收汁，捞出即可。

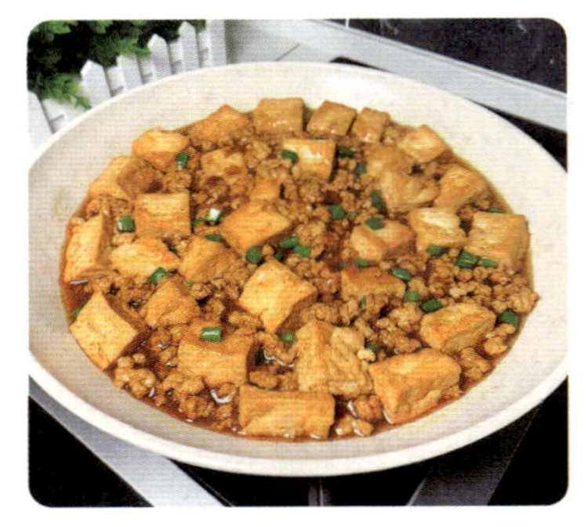

功效：豆腐味甘性凉，具有清热，润燥生津，解毒，补中，通便，降浊的功效。

适宜人群：适宜大多数人群食用，特别是孕产妇、老人、小孩和脑力工作者、更年期女性。

饮食禁忌：痛风病人、血尿酸浓度增高的人群慎食，肠胃不好的人和小孩子不宜多食。

材料：北豆腐 300g，瘦肉末 50g。

调料：盐，葱，酱油，料酒。

做法：

1. 豆腐切块，用淡盐水浸泡，葱切末；
2. 起锅，放少量油，放入葱花爆香；
3. 加入肉末划散，小火翻炒至肉末变色，加入酱油，料酒翻炒均匀；
4. 加入豆腐和适量盐，略微翻炒后，加入清水，与豆腐齐平；
5. 大火烧开后转小火焖 10 分钟，出锅即可。

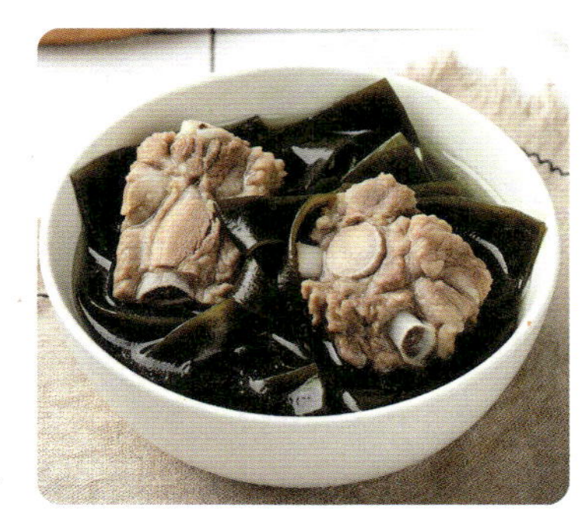

功效：海带味咸、甘，性凉，具有软坚散结，行水化湿，解酒消食的功效。对体内的痰饮，带浊，痞胀，疝瘕，水肿，奔豚，黄疸，脚气，体外的瘿瘤，瘰疬，痈肿，瘘疮都有很好的治疗作用。

适宜人群：儿童、中老年人、孕妇、产妇。

饮食禁忌：孕妇、产妇不可多食。脾胃虚寒者慎食。甲亢患者忌食。

材料：排骨200g，干海带100g。

调料：盐，葱，姜，料酒。

做法：

1. 将海带用清水浸泡4小时，彻底泡发后，洗净控水，切成长方条备用；

2. 排骨剁成块，洗净，焯水去浮沫，捞出用温水洗净沥干；

3. 起锅，加入少量油，油热后，加入葱段、姜片爆香，放入排骨略微煸炒，加入清水，大火烧开后，转小火慢炖；

4. 至肉将熟时，倒入海带，放适量盐，继续炖40分钟左右即可。

炖牛肉

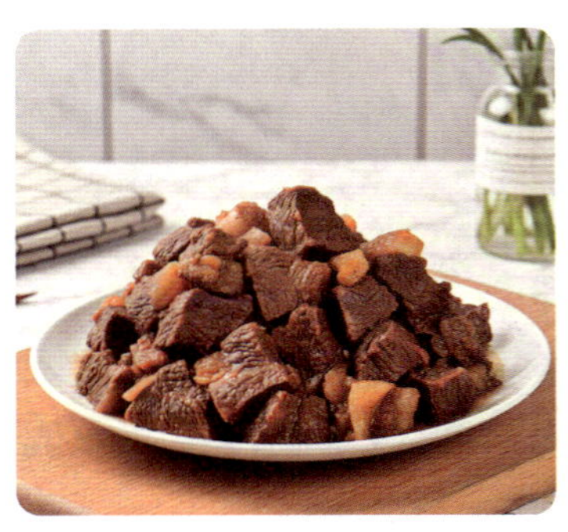

功效：牛肉味甘性平，具有安中益气，养脾胃，强筋骨，消水肿，除湿气的功效。

适宜人群：适宜于中气不足、气短体虚、筋骨酸软、久病贫血、面黄体瘦、头晕目眩的人群食用。

饮食禁忌：感冒或感染性疾病发热、高脂血症、消化能力弱的人均应忌食或慎食。

材料：牛肋条 1000g。

调料：八角，葱白 1 根，姜 1 块，大蒜 1 头，八角 4 粒，桂皮 1 小片，花椒 30 粒，小茴香适量，料酒 100g，生抽 4 勺，老抽 1 勺，白糖少许。

做法：

1. 将牛肉整块在冷水中泡 2 个小时，泡出血水；葱切大段，姜切大片备用；

2. 将牛肉切块后放在炖锅内，将八角、桂皮、花椒、小茴香用料包包好，其他调料直接放入锅内，搅拌均匀，腌制 20 分钟；

3. 直接开大火炖，待烧开后，改中小火炖 20 分钟后，根据牛肉出水情况，适量添加开水，没过肉，继续炖 1 小时即可。

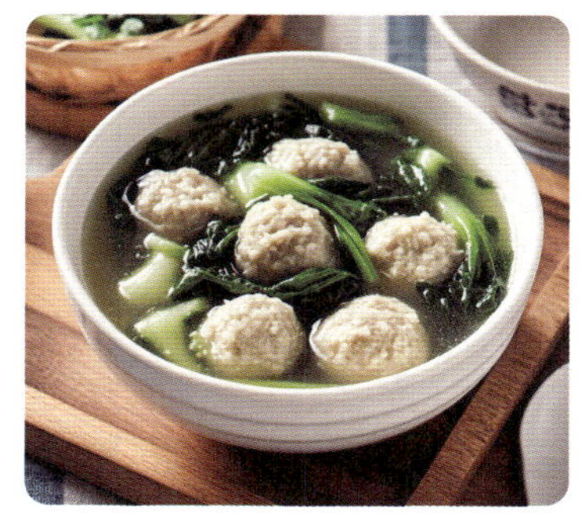

功效：小白菜味甘性平，具有养胃，解渴，生津的功效。

适宜人群：产妇、身体虚弱人群。

饮食禁忌：小白菜鲜者滑肠，不可冷食。

材料：小白菜300g，猪肉馅150g（肥瘦比例3∶7）。

调料：葱花，姜末，花椒粉，盐，生抽。

做法：

1. 将肉馅加入切碎的葱花、姜末、花椒粉，生抽、少量盐，略微搅拌，加入一个鸡蛋，继续顺一个方向搅拌上劲；
2. 小白菜去根洗净，切成长段备用；
3. 起锅，倒入少量油，油热后加入葱花、姜片爆香；
4. 出香味后，倒入清水煮沸，将肉馅团成丸子下入锅中；
5. 盖盖子，中火煮至丸子将熟；
6. 加入小白菜，适量盐，开大火，煮1分钟后，关火出锅即可。

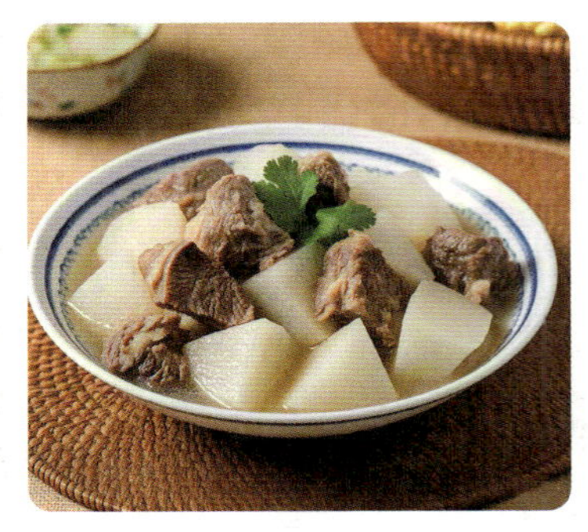

功效： 熟萝卜味甘性温，具有下气和中，补脾运食，生津液，御风寒，肥健人，止带浊，泽胎养血的功效。牛肉味甘性平，具有安中益气，养脾胃，强筋骨，消水肿，除湿气的功效。

适宜人群： 一般人群均可食用，尤其适宜生长发育、术后、病后调养的人和产妇。

饮食禁忌： 体内热毒较重者、阳虚型便秘者、腹泻者均应慎食。产妇不可多食。

材料： 白萝卜 300g，牛腩 300g。

调料： 花椒粉，盐，葱，姜，料酒，生抽。

做法：

1. 牛肉切块，白萝卜去皮，切滚刀块备用；
2. 锅中加入清水，放入姜片，葱段，料酒，牛肉，水开后继续焯 2 分钟，捞出沥干备用；
3. 起锅，加入少量油，油热后放入花椒粉，葱、姜炒出香味；
4. 倒入牛肉，加适量酱油，略微翻炒后加水没过牛肉，大火烧开后转小火，至牛肉将熟；
5. 加入白萝卜块、料酒、适量盐，大火烧开后转小火再炖 20 分钟，至萝卜软烂即可。

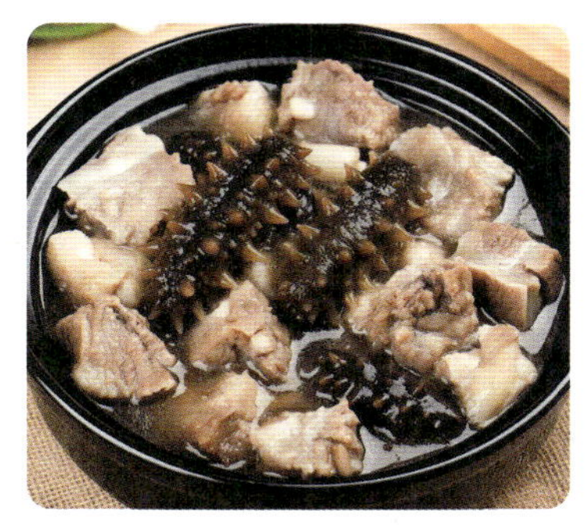

海参炖羊肉

功效：海参味咸性温，具有滋肾，补血，健阳，润燥，调经，养胎，利产的功效。

适宜人群：适用于一般人群，尤其是产妇、肾虚阳痿、小便频数、气血亏虚、倦怠无力、腰膝酸软等人群。

饮食禁忌：羊肉多食动气生热，凡患流感，痞积，疟疾，黄疸，痢疾，胀满，咳嗽，癫狂，急性肠胃炎等病症，均应忌食。海参和羊肉都属于滋补食品，产妇、体虚和肠胃功能不好的人群，均不宜多食。

材料：干海参 4 根，羊肉半斤。

调料：枸杞子，葱，姜，生抽，料酒，糖。

做法：

1. 海参先用冷水泡发一天后，剪开海参清内脏；

2. 清洗干净的海参，放锅里煮开后关火静置到常温。换新的净水放冰箱冷藏泡发 24 小时。之后重复煮、泡发的步骤，直到海参捏起来有弹性，可以轻松掐断。不同的海参泡发天数不同，可根据情况自行判断；

3. 羊肉洗净，切块；葱切段，姜切片备用；

4. 起锅，加入适量油，待油温 6 成热时，倒入葱段、姜片，煸出香味；

5. 下羊肉块，放料酒，翻炒至羊肉变色；

6. 加足量清水，加入适量枸杞子，大火烧开后转小火，炖至羊肉将熟；

7. 下海参块炖至两者皆熟，加盐适量调味，淋麻油出锅即可。

附录：体质测试

说明：本测试是参照中华中医药学会标准《中医体质分类与判定》而制定的。

使用方法：请完整回答下面所列的 9 个表中的全部问题，每一问题按 5 级评分，计算原始分和转化分，依标准判定体质类型。

原始分＝各个条目的分值相加。

转化分数＝［(原始分－条目数)÷(条目数 ×4)］×100。

比如您在回答“阳虚质”问题时，共 7 个条目的问题，(1)～(7)题得分情况为：3/4/2/4/1/5/3，那么：

【原始分】=3+4+2+4+1+5+3=22 分，

【转化分】=【(22−7)÷(7×4)】×100=15÷28×100=53 分。

当您将下文中九个表格转化分数计算完毕后，即可根据文末的判定标准判别自己的体质。

平和质

请根据近一年的体验和感觉，回答以下问题	没有（根本不）	很少（有一点）	有时（有些）	经常（相当）	总是（非常）	得分
(1) 您精力充沛吗？	1	2	3	4	5	
(2) 您容易疲乏吗？	5	4	3	2	1	
(3) 您说话声音低弱无力吗？	5	4	3	2	1	
(4) 您感到闷闷不乐、情绪低沉吗？	5	4	3	2	1	
(5) 您比一般人更耐受不了寒冷（冬天的寒冷，夏天的冷空调、电扇等）吗？	5	4	3	2	1	

（续表）

请根据近一年的体验和感觉，回答以下问题	没有（根本不）	很少（有一点）	有时（有些）	经常（相当）	总是（非常）	得分
（6）您能适应外界自然和社会环境的变化吗？	1	2	3	4	5	
（7）您容易失眠吗？	5	4	3	2	1	
（8）您容易忘事（健忘）吗？	5	4	3	2	1	
总分：（原始分总和−8）/32×100＝						

气虚质

请根据近一年的体验和感觉，回答以下问题	没有（根本不）	很少（有一点）	有时（有些）	经常（相当）	总是（非常）	得分
（1）您容易疲乏吗？	1	2	3	4	5	
（2）您容易气短（呼吸短促，接不上气）吗？	1	2	3	4	5	
（3）您容易心慌吗？	1	2	3	4	5	
（4）您容易头晕或站起时晕眩吗？	1	2	3	4	5	
（5）您比别人容易患感冒吗？	1	2	3	4	5	
（6）您喜欢安静、懒得说话吗？	1	2	3	4	5	
（7）您说话声音低弱无力吗？	1	2	3	4	5	
（8）您活动量稍大就容易出虚汗吗？	1	2	3	4	5	
总分：（原始分总和 −8）/32×100＝						

阳虚质

请根据近一年的体验和感觉，回答以下问题	没有（根本不）	很少（有一点）	有时（有些）	经常（相当）	总是（非常）	得分
（1）您手脚发凉吗？	1	2	3	4	5	
（2）您胃脘部、背部或腰膝部怕冷吗？	1	2	3	4	5	

（续表）

请根据近一年的体验和感觉，回答以下问题	没有（根本不）	很少（有一点）	有时（有些）	经常（相当）	总是（非常）	得分
（3）您感到怕冷，衣服比别人穿得多吗？	1	2	3	4	5	
（4）您比一般人耐受不了寒冷（冬天的寒冷，夏天的冷空调、电扇等）吗？	1	2	3	4	5	
（5）您比别人容易患感冒吗？	1	2	3	4	5	
（6）您吃（喝）凉的东西会感到不舒服或者怕吃（喝）凉东西吗？	1	2	3	4	5	
（7）您受凉或吃（喝）凉的 东西后，容易腹泻（拉肚子）吗？	1	2	3	4	5	
总分：（原始分总和 −7）/28×100 =						

阴虚质

请根据近一年的体验和感觉，回答以下问题	没有（根本不）	很少（有一点）	有时（有些）	经常（相当）	总是（非常）	得分
（1）您感到手脚心发热吗？	1	2	3	4	5	
（2）您感觉身体、脸上发热吗？	1	2	3	4	5	
（3）您的皮肤或口唇干吗？	1	2	3	4	5	
（4）您口唇的颜色比一般人红吗？	1	2	3	4	5	
（5）您容易便秘或大便干燥吗？	1	2	3	4	5	
（6）您面部两颧潮红或偏红吗？	1	2	3	4	5	
（7）您感到眼睛干涩吗？	1	2	3	4	5	
（8）您感到口干咽燥、总想喝水吗？	1	2	3	4	5	
总分：（原始分总和 −8）/32×100 =						

痰湿质

请根据近一年的体验和感觉，回答以下问题	没有（根本不）	很少（有一点）	有时（有些）	经常（相当）	总是（非常）	得分
(1)您感到胸闷或腹部胀满吗？	1	2	3	4	5	
(2)您感到身体沉重不轻松或不爽快吗？	1	2	3	4	5	
(3)您腹部肥满松软吗？	1	2	3	4	5	
(4)您有额部油脂分泌多的现象吗？	1	2	3	4	5	
(5)您上眼睑比别人肿（上眼睑有轻微隆起的现象）吗？	1	2	3	4	5	
(6)您嘴里有黏黏的感觉吗？	1	2	3	4	5	
(7)您平时痰多，特别是咽喉部总感到有痰堵着吗？	1	2	3	4	5	
(8)您舌苔厚腻或有舌苔厚厚的感觉吗？	1	2	3	4	5	
总分：（原始分总和 −8）/32×100=						

湿热质

请根据近一年的体验和感觉，回答以下问题	没有（根本不）	很少（有一点）	有时（有些）	经常（相当）	总是（非常）	得分
(1)您面部或鼻部有油腻感或者油亮发光吗？	1	2	3	4	5	
(2)您容易生痤疮或疮疖吗？	1	2	3	4	5	
(3)您感到口苦或嘴里有异味吗？	1	2	3	4	5	
(4)您有大便黏滞不爽、解不尽的感觉吗？	1	2	3	4	5	
(5)您小便时尿道有发热感、尿色浓（深）吗？	1	2	3	4	5	
(6)您带下色黄（白带颜色发黄）吗？（限女性回答）/您的阴囊部位潮湿吗？（限男性回答）	1	2	3	4	5	
总分：（原始分总和 −6）/24×100=						

血瘀质

请根据近一年的体验和感觉，回答以下问题	没有（根本不）	很少（有一点）	有时（有些）	经常（相当）	总是（非常）	得分
（1）您的皮肤在不知不觉中会出现青紫瘀斑（皮下出血）吗？	1	2	3	4	5	
（2）您两颧部有细微红丝吗？	1	2	3	4	5	
（3）您身体上有哪里疼痛吗？	1	2	3	4	5	
（4）您面色晦暗或容易出现褐斑吗？	1	2	3	4	5	
（5）您容易有黑眼圈吗？	1	2	3	4	5	
（6）您容易忘事（健忘）吗？	1	2	3	4	5	
（7）您口唇颜色偏黯吗？	1	2	3	4	5	
总分：（原始分总和 −7）/28×100=						

气郁质

请根据近一年的体验和感觉，回答以下问题	没有（根本不）	很少（有一点）	有时（有些）	经常（相当）	总是（非常）	得分
（1）您感到闷闷不乐、情绪低沉吗？	1	2	3	4	5	
（2）您容易精神紧张、焦虑不安吗？	1	2	3	4	5	
（3）您多愁善感、感情脆弱吗？	1	2	3	4	5	
（4）您容易感到害怕或受到惊吓吗？	1	2	3	4	5	
（5）您是否感到胁肋部或乳房胀痛？	1	2	3	4	5	
（6）您无缘无故叹气吗？	1	2	3	4	5	
（7）您咽喉部有异物感，且吐之不出、咽之不下吗？	1	2	3	4	5	
总分：（原始分总和 −7）/28×100=						

特禀质

请根据近一年的体验和感觉，回答以下问题	没有（根本不）	很少（有一点）	有时（有些）	经常（相当）	总是（非常）	得分
(1) 您没有感冒时也会打喷嚏吗？	1	2	3	4	5	
(2) 您没有感冒时也会鼻塞、流鼻涕吗？	1	2	3	4	5	
(3) 您有因季节变化、温度变化或异味等原因而咳喘的现象吗？	1	2	3	4	5	
(4) 您容易过敏（对药物、食物、气味、花粉或在季节交替、气候变化时）吗？	1	2	3	4	5	
(5)您的皮肤容易起荨麻疹(风团、风疹块、风疙瘩）吗？	1	2	3	4	5	
(6) 您的皮肤因过敏出现过紫癜（紫红色瘀点、瘀斑）吗？	1	2	3	4	5	
(7) 您的皮肤一抓就红，并出现抓痕吗？	1	2	3	4	5	
总分：(原始分总和 −7）/28×100=						

将以上 7 个表的得分汇总到下表：

得分汇总表

项目	平和质	气虚质	阳虚质	阴虚质	痰湿质	湿热质	血淤质	气郁质	特禀质
得分									

根据下表的标准进行判断：

平和质与偏颇体质判定标准表

体质类型	条件	判定结果
平和质	“平和质”得分≥ 60 分，其他 8 种体质得分均＜ 30 分	是
	“平和质”得分≥ 60 分，其他 8 种体质得分均＜ 40 分	基本是

（续表）

体质类型	条件	判定结果
偏颇体质	得分≥40	是
	30≤得分<40	倾向是
	得分<30	否